食养药膳
享瘦提案

唐怡婷—著

中国轻工业出版社

结合中医学与药膳瘦身的健康事典

　　肥胖对健康有很大的危害，有时还会影响人的正常生活，很多生理疾病与肥胖有密切关系。高热量的美食，生活作息不规率，基础代谢率逐年下降，都会导致身体发胖。用各种方式，试了不同的减肥食谱，体重起起落落，最后还是遭受失败的打击并感到沮丧。不可否认，体形越来越被人们所重视，但人们经常毫无根据地判断自己的体质，加上长期错误的饮食习惯，导致营养不均衡，身材变形，预防肥胖热量的收支必须要平衡。

　　这本书结合了中医学与药膳的减肥方法，可让人了解自身体质，并根据自身体质科学地摄入低热量食物。书中介绍的食谱不需太费力、做法简单、取材方便，并非只利用低热量的食材来烹饪食物，而是特别针对不会烹饪又不知自身体质的人所精心研制而成的食谱，兼具健康与美味，热量低又容易消化、吸收，只要跟着做，便能聪明地减肥，不同体质者用不同瘦身药膳，让人在接触中医深奥概念的同时，搭配瘦身食谱，按摩并刺激穴位经络，打造健康的身体。

　　本人与作者熟识，据悉其口福一向不差，爱吃、能吃，却因未吃对适合自己体质的食物，以致体态不佳，并为疾病所苦，才警觉需要找出原因并下定决心，寻求学理依据，不断亲身体验、研究，颇有激励减肥者的决心和信心，绝对会帮你省时、省力，无论先天或后天肥胖均能瘦下来。

同庆中医诊所院长

李道明

天然食材即保健圣品

传统医学理论认为"医食同源""药食同源"，很多中医草药，甚至生活中随手可得的食材，既可作为治疗疾病的药物，同时也是很好的食品，就连我们日常生活中的很多蔬菜、水果也同时具有"食"与"药"两方面的性能。既然在中医药中，药物和食物是不分的，药物也是食物，而食物也是药物，但食物对人体的副作用小，而药物的副作用却较大，这也是"药食同源"的另一种概念。

因此，如何让食物除了具有果腹的功能外，还兼具有保养身体、治疗疾病、调节体质的作用，就是这本书的可读之处！相信这本书给读者带来的观念与收获将是不可言喻的。

安民家庭医学科诊所院长
林口长庚纪念医院 家庭医学科 兼任主治医师
台北荣民总医院 家庭医学科 特约主治医师
台湾教育部门认定讲师
阳明大学 家庭医学科 兼任讲师

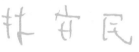

美味的药膳料理，保健又滋养身体

人类的历史发展，带来了文明，但也随之带来了"文明病"，何谓文明病？文明病大多是慢性病，它的诱发需要很长一段时间，例如肥胖、高血压、糖尿病、高脂血症、骨质疏松症等，困扰着新时代的人类。

这本书从"药膳的基本概念"开始谈起，带领读者们认识中医学、五行之间的关系，进而辨别食材的属性，让读者认识各类食材的性质和效用，让读者能够很快地查找自己的食材属性，最后指导读者能动手做有趣又美味的药膳，既能享受美食，又能兼顾健康。

台北护理健康大学运动保健系副教授

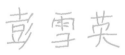

依循自身体质，吃对了就可享瘦

　　减肥似乎是女生一生的课题，我也不例外，我试过许多种减肥方式，后来还是打回"圆形"，时间久了也与肥胖和平相处了，对我而言，吃是一种享受、一种抒压方式，如果少吃，无法想象情绪会低落几天，以前对于食物只觉得美食当前，一定要全盘吞下，怎能放过。到底吃下多少食物，吃的又是些什么加工食品，从没去详细研究，反正能吃就是福啊！几年前很盛行DIY烘焙，作为料理生手的我，幻想着自己如果可以做出一道甜点应该很厉害吧。于是报名参加了课程，蛋糕的制作过程令我印象最深刻，糖、奶油、面粉的比例是1:1:1，一道完美甜品的制作材料居然是100克的糖、100克的奶油、100克的面粉，真是太让我惊讶了！原来它是名副其实的"致胖"蛋糕。那我平常吃的饭菜又是什么呢？

　　这些疑惑是我踏上烹饪之路的契机，过程当然不是很顺利，菜要如何切？锅具的选择运用，食材的搭配及食物的保存，一切都是跌跌撞撞地在失败的烹饪过程中成长。渐渐熟悉之后，觉得自煮料理的味道和市面上的不一样，吃了不会口干舌燥、肠胃也会比较清爽，那我的肥胖是不是这些食物所造成的呢？在研究食物和人体的关系，用中医学概念来分析体质、依循体质，详细地观察自己的身体，调配自己的每一餐食物，把自身当成研究的个体，一步步瘦下来之后，发现原来我的肥胖和食物有关，希望借由这一本书可以给有相似困扰的读者一些帮助；认识自己、认识食材、选择食物，找回健康、自信的自己，瘦不一定健康，但是肥胖一定潜藏着不健康因素。

　　动手为自己做料理，找回健康的自己，真的一点也不难！

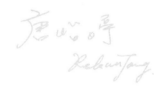

Contents

目录

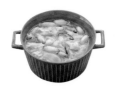

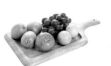

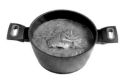

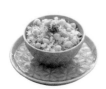
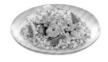
cook tips

#本书材料重量与容量换算表

克=g；毫升=mL

1千克 = 1000g；1杯=250mL

1大匙 = 15mL、1/2大匙 = 7.5mL、1小匙 = 5mL、1/2小匙 = 2.5mL、1/4小匙 = 1.25mL

㊟ 使用量匙时，不论是粉类或是液体，和量匙边缘平齐即可，都不要高于匙；电锅附的量米杯（1米杯=180mL）为煮饭专用。

#如何判断油温？

目测：可以将竹筷插入油锅里，观看冒泡泡的程度，如果泡泡冒得很慢表示温度还不够，倘若冒得很快则表示温度已经很高，另外当锅边冒烟、没有水汽了，代表温度已经过高了。也可以听声音，温度越高，声音就越大。

厨房专用温度计：除了使用细长形温度计，还可以利用夹式温度计来测实际油温。

#火候控制

在烹饪上火候的控制是很重要的事，火的使用，也关系到安全，需要很小心。

旺火和大火：火焰大到超过锅底，用于烧开煮沸或是使食物快速熟成，以及烹煮最后收干酱汁等。

中火：介于大火和小火之间，主要用于煮汤、炸物、卤制等，让食物可以变熟的温度，但又不会让酱汁或水汽快速散发出去。

小火：火焰很小，大多使用在需烹煮较长时间的料理。

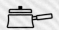

烹饪常用器具

Tools

工欲善其事，必先利其器！以下为本书中所使用到的常用基本必备用具，可重复使用。锅具除了符合安全认证标准，最好选适用于燃气灶、电磁炉、陶瓷炉、电炉等的锅具，也要考量不同的厨房环境，让动手做料理不再是难事。

单柄附盖汤锅

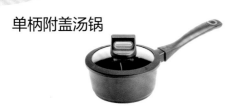

陶瓷涂层硬度高，耐磨、不粘，适合用来制作1～2人份汤品，尤其早晨拿来热牛奶真是太方便了，让洗锅再也不"厌世"。

单柄炒锅

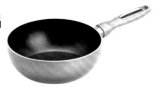

挑选不含聚四氟乙烯涂层、环保的材质，减少二氧化碳排放量；加深锅底设计，容易煎炒，适合煎煮、炒料理，一锅多用设计，锅体本身轻巧，好拿、方便料理，是料理新手的最佳选择之一。

单柄平底锅

此锅适合煎和拌炒料理，色彩鲜艳设计，可作为盛器，增加餐桌生动、活泼感。

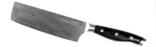

双耳附盖汤锅

炖煮锅可说是必备锅具之一，外形和铸铁锅相似，锅体较轻，双侧锅耳附有硅胶防热套，煮完可以直接上菜，不用找抹布或另外准备隔热手套。锅盖有锁水汤盖设计，烹调料理时水分不易流失。

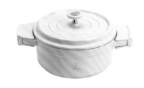

电锅

电锅是很方便的厨房小家电，选择不锈钢锅材质较为安全、卫生。使用电锅时，要保持电锅内加热层面的干净，用海绵擦去脏污，并用水冲洗干净，再擦干水分。

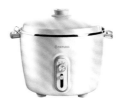

片刀

实用性高、好掌控不易切到手，适用于蔬菜、鱼类、水果以及无骨食材。

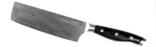

调理刀

为西式调理刀，刀身尺寸中等（18厘米）、易握且轻巧。附赠的保护套，会让收纳更方便。

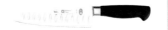

砧板

塑胶砧板，卫生防菌好清洗，四周有沟槽设计，能将切菜的汤水集中在沟槽，保持厨房桌面干净、干爽。

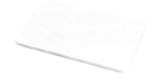

陶瓷磨泥器

可磨山药、姜、蒜、萝卜等食材，磨完也可以当酱碟使用，凸面颗粒不易刮伤手，清洗方便，可预防细菌滋生。

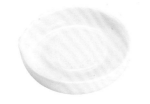

不锈钢打蛋器／搅拌器

不锈钢材质，清洗方便不易生锈，尺寸小，适合少量需搅拌的料理。

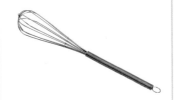

不锈钢削皮器

三合一刀头设计，体积小、收纳方便；刨丝、去硬皮，一支搞定。

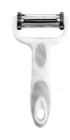

玻璃量杯

耐热、抗菌，刻度清晰、可微波，清洗方便，表面不易残留味道。

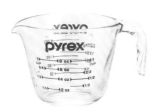

食物剪刀

剪刀也是必备的器具之一，可剪除多余枯黄的菜叶、葱叶、菜梗等；也能协助处理鱼类、虾类、干货……可分为生食用和熟食专用剪刀。

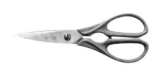

不锈钢汤匙

把手为不锈钢材质，好清洗、不易藏污纳垢，汤匙柄较长，约20厘米，还附有刻度，轻巧而且好收纳。

炭竹饭匙

导热慢，不易变形，不烫手，表面不尖锐，适合用于各种材质的锅具。

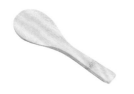

密封容器

选择密封性佳的玻璃容器。可以保持食材新鲜度，不同尺寸符合不同食材所需的储备量，摆放高低不同的容器也能添加厨房的美感。

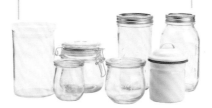

滤茶网

适合少量料理过滤使用，清洗方便不易残留脏污。

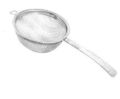

和食材搭配的调味料

烹煮食材的调味料可以增添不同风味和层次，让料理更美味！除了常见及使用的油、盐、砂糖、醋等，市售种类还真不少，各种口味、浓淡皆有！还是要尽量选购安全、有品质且不含太多化学添加物的调味料为主。

㊟ 各式各样的调味料中，会因为品牌不同而咸度不一样，建议使用书中的比例，再略调整成自己喜欢的口味。

油

市售的食用油琳琅满目，优质好油除了包装上要印有成分标示，厂商和产地资料及营养标示也不可缺少，若有提供建议的烹饪方式则更佳。

比如特级初榨橄榄油（Extra Virgin Olive Oil, EVOO）除了风味清新，香气浓郁外，可用于凉拌、煎、煮、炒、炸，甚至直接饮用、蘸食皆宜。

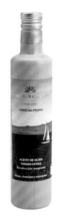

太香胡麻油

这款胡麻油为白芝麻和黑芝麻混合烘焙成，味道清香，能保持食材原有味道，不会因为调味料而抢味，非常适合凉拌用。

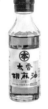

米酒

米酒以稻米为基底酿造，不含食用酒精，纯粹好味道，可用于烹饪的调香或是肉类、鱼类的去腥。

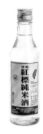

黑胡椒

黑胡椒在烹饪时具有画龙点睛的作用，另外，黑胡椒还具有温热身体、改善虚寒症状的作用。

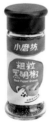

味醂

非常适合于料理中提味用，但市售味醂很多是加工合成品，可以挑选由糯米发酵制成，具有天然甜味的味醂。

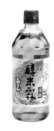

酱油

黄豆+黑豆+小麦

属薄盐回甘酱油，适合凉拌、蘸酱料理，可以减少过多的钠摄取。

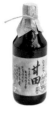

黄豆+小麦

无糖酱香酱油，适合炖煮、腌卤料理，使用量可依个人口味调整，是低糖料理者的好选择。

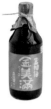

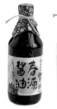

黑豆+小麦

左图：浓厚怀旧味道的酱油香气，适合长时间卤料理，长时间加热也不会形成酸味。

右图：无糖浓郁黑豆香酱油，适合炒拌、卤、腌等料理，对于喜爱重口味的人，也不会因为糖的摄入而给身体造成负担。

Chapter · 1

成 功 用 药 膳

瘦身20千克

原来食养不但可以改善体质，还能瘦身

我真的曾经胖到体重接近100千克，踩在体重秤上那一刻，几乎以为自己就快胖到出不了房间的门了，让我不得不检讨自己，再这样下去，身体会健康吗？会不会还未进入中年，就要面对"三高"的问题？但是要如何改变呢？

很幸运，我接触了中医药膳，自己亲身实践后，加上持续观察身体的变化，我瘦了，优雅地瘦下来，而且瘦得很健康更没复胖！

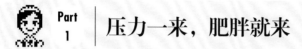 **Part 1** | ## 压力一来，肥胖就来

我也曾经瘦过，至少在学生时期时，当时即便称不上苗条，但应该也还不至于被认为是"肥胖"。

毕业后进入职场，我就任职于SPA（水疗美容与养生）产业，SPA产业虽然不是最动脑筋的工作，但仍有不小的工作压力。每当有压力时，我总是靠"吃"来舒缓压力。原本就几乎不太挑食的我，稍有压力时，就会暴饮暴食。

SPA产业的外在形象不重要吗？

有人会好奇地问，你在SPA产业，外在形象应该很重要吧？对！外在形象的确很重要，但是SPA产业中，丰腴的体态就会被认为手部十分强劲而有力的象征。就因为如此，当时的公司对于员工的外在不会太介意，自己也没觉得有任何不适，遇到一有压力或有点不顺心就拼命吃，加上平常未养成固定运动的习惯，身体当然就越来越胖了。

 Part 2 | ## 一定要好好减肥了

同事如何看我？

几年前，公司来了一名新同事。我很清楚地记得，她刚进来面试时就多看了我一眼；当她正式录取进来工作，我们开始互动频繁且彼此熟悉后，有一天她突然对我说："之前我一直以为你是孕妇，那时我心里还想说公司怎么让一名孕妇这样爬上爬下，难道公司对孕妇的态度这么不人道吗？不过这大概是孕妇界中身手最敏捷的人了。然而，好几个月过去了，我看你完全没有要生产的迹象，我才明白……啊！原来你不是孕妇，只是身材比别人胖了点！"

虽然她讲得既真实又直接，我也随着她一起哈哈大笑，但心里面的阴影却也越来越大。

回家后，我鼓起勇气站在体重秤上（因为平常根本不想面对体重秤，每量一次就崩溃一次，有很长一段时间就干脆不量体重了）。看着体重秤上的数字，心里暗自呐喊："天呀，这个数字真的好惊人啊！"我完全没有因为同事不经意的玩笑而对该名同事生气，反而开始意识到原来自己的身材已经到了给人造成"这是名孕妇"这样的感觉。

先生如何看我？

有一天，我和先生坐在客厅沙发上看电视，突然他转过身来，用一种含情脉脉的眼神看着我，并用他具有磁性的声音对我说："我觉得其实你根本没有蝴蝶袖啊！"听他这么赞美，我整个人笑开怀了，心想：我本来就没那么胖啊！而且我的肌肉是很结实的。正得意时，先生接着拉着我的手说："你这绝对不是蝴蝶袖，你这是天鹅袖！"

"什么是天鹅袖？"我愣愣地看着他，很好奇天鹅袖是什么概念？

"你不知道天鹅袖？天鹅的翅膀非常大的，蝴蝶的翅膀和天鹅比起来简直是小巫见大巫。"先生一边窃窃地笑着一边回答我。

"所以你现在是在笑我胖是吧？"我立刻用凶狠的眼神怒视着他。

又有一回，当时刚好流行在腰间系上宽腰带，我虽然胖，但也喜欢跟着时尚的路线走。

那天我开门回家，先生看了我一眼，我开心地对着他打招呼说："嗨，我回来了！"

先生一直直视着我，看得我都害羞了起来，他说："你可以卸下你身上的冠军腰带吗？"

"什么冠军腰带？"我问。

"你不知道冠军腰带？这也难怪！冠军腰带就是相扑选手他们获胜时会在身上系的腰带啊！"先生毫不以为意地回答。

"你说这话是什么意思？"我很生气地立即反问他。

陆陆续续发生的许多事，让我觉得应该要减肥了。

先生原本就长着一张娃娃脸，而变胖的我又容易被误以为比实际年龄大了几岁，当我们一起出门时常会被误以为是母子；更讨厌的是，我在乘坐地铁时，经常会被误认为是孕妇而被好心人让座，有时又不好意思一直推辞，当我默默被让位在孕妇专座时，我和先生总是觉得很尴尬。

亲戚如何看我？

平时和亲戚是不常联络的，只有逢年过节时才会见一面，一两年才见一次面更是常态。

记得有一年过年回老家，我依序向长辈问候打招呼，前前后后遇到好几位不常见面的亲戚一开口就问："你现在怀孕几个月了？""你生几个小孩了？"

在那几天，我的内心不断地呐喊：哎呀，我只是身体肥胖，但我真的没有怀孕啊！

身为胖子的不便

有一天我在帮客人做美容项目时，顺手拉一下手边的机器，因为拉机器，身体需要扭转，一转身就因为空间小的关系而撞到墙壁。处于全身放松状态的客人突然吓一大跳，跳起来问我："地震了吗？"我回答她："没有，没有地震，是我刚刚不小心撞到墙壁。"当时真的非常尴尬，类似这种在工作上的移动所造成的不便，其实在体形臃肿的胖子身上很容易会发生。

身为胖子的不便——到底要穿什么？

由于处于肥胖的状态也有七八年的时间，因为已经习惯了自己这样的身材，就不太在意自己是否过胖、过重。

但有几件事情让我感受到自己是真的胖，而且很胖。

最让我感到困扰的是买衣服，对很多人而言，买衣服应该是很容易的事，但身为胖子的我，几乎很难买到合身的衣服，可以穿得下的衣服通常是运动服，不然就是买男装，但男装又没腰身，购买后的男装还要拿去修改成适合自己的。

此外，还没成功瘦身前，因为知道很难买衣服，所以不喜欢逛街。每次逛街看到喜欢的衣服总是想试穿看看，但往往只要开口询问店员："我可以试穿吗？"得到的回应通常是："很抱歉，这件衣服没有适合你的尺寸。"

有一年公司要换新工作服，特别挑了某品牌的服装，衣服一送来，公司里的同事们都赞叹这套制服真的很美！我却因为太胖，即使是最大尺寸，仍塞不下庞大的身躯；索性自己去买了接近的颜色的布料，再请人做成可以穿的尺寸。

这些看似微不足道的小事，一件一件累积起来就是生活的大事，而买衣服就可说是身为胖子最大的烦恼之一。

身为胖子的不便——经常会觉得热

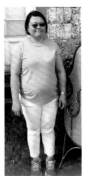

胖子容易流汗这件事是真的，因为体内脂肪多所以容易觉得燥热。

在公司时，我一直觉得空调冷气不够凉爽，就和同事讨论空调是不是应该找人来清理了？可能太久没保养，即使将空调温度调至很低依然觉得热，经常汗如雨下，感觉很不舒服。

一位和我关系很好的同事看了我一眼后，戏谑地说："冷气温度显示26℃，我觉得温度正好，你应该减肥了，是你太胖……"

所以，真的只有胖子会觉得很热吗？

近百的心理压力

当体重飘升到70多千克，后来突破到80千克，起初我是不在意的。直到有一天，站上体重秤时发现自己距离90千克只差一丁点儿的距离，那时内心的震撼很难形容。

我看着体形较宽的顾客的背影，心想：这就是90千克的身材，那位就是近100千克的身材……越想越觉得不对劲，觉得自己怎么可以让自己的体重越来越重？

终于，我开始自我反省。想着如果再让数字继续往上升，很快地，"破百"这件事就在不远处！由于当时只差一丁点儿就会超过90千克，当天完全不敢量体重，很怕出现的数字自己所无法承受，但也是当天让我下定决心：我一定要减肥成功，瘦下来！

Part 3 | 我了解自己的体质吗?

妇科问题与肥胖有关吗?

曾有一段时间我的体内分泌物很多,常常感染且容易复发,每次感染就要看妇产科,然后塞栓剂,有3~4年的时间,没穿过一般的内裤,都穿纸内裤,因为医生建议为了避免感染,希望能穿纸内裤,穿过后就丢掉,这样的状况也持续了近4年。分泌物多和感染的问题在西医的处理上就是擦西药,好处是症状会很快改善,但没有擦药的话,就容易复发。

西方医学有个病症称为"多囊卵巢综合征",当医生告诉我有这个病症时,我问医生:"什么样的人会比较容易有多囊卵巢综合征?"

"我无法确切告诉你,这个疾病是因为你变胖而引起的,还是因为有这个疾病所以变胖,但是胖的人都容易有多囊卵巢综合征且不容易受孕。"医生说。

有一段时间我的月经很不规律。

经期不正常,开始时是月经迟迟不来。女生遇到月经推迟,其实一开始会很开心,因为月经不来通常会觉得很轻松,到后来却出现异常出血,每天都有经血排出。

刚开始是少的,每天都有一点点、一点点的经血,之后却突然出现大血崩;有一次是在乘高铁时感觉异样,想要赶快去厕所处理,但一站起来,经血一涌而出,整条裤子全都是经血,那时经血多到我需要使用产妇垫来帮忙。

去看中医,中医只说我气虚、太劳累,也开了许多药,不过经血依旧止不住,因而转寻求西医。医生说因为子宫内膜异常增厚,当时也找不出什么原因造成子宫内膜异常增厚,宫腔内也没有长任何东西,医生便提醒我要适度地减肥,再动手术做子宫刮除术,不然会一直大量出血。刮完之后,经血的确止住了,经过三四个月后,同样的状况又再次发生;就这样,9个月后,我又再次做了子宫刮除手术。

这时候我才真正开始警觉自己不能这样下去,也开始怀疑这是不是与体重有关?

困扰多年的病症——湿疹

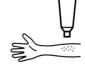

身体里的湿疹问题竟与妇科问题同时爆发。

"湿疹"是困扰我很久的疾病,久久未愈,常常觉得关节处会痒、湿气很重,若看了中医、吃了药就会改善,但不吃易复发。

夏天是最容易复发的时期,会忍不住一直抓,抓着抓着很容易会有一整片的黑色素沉淀。最麻烦的是腹股沟部,一痒起来就会让人想一直抓,但抓的位置和样子都很尴尬,因为什么时候会痒、会有多痒、痒在哪个部位,往往都不是自己可以控制的。

有时候在接受客人咨询时,突然觉得很痒,只好请客人稍等……就这样,造成要反反复复躲起来抓痒的窘境。

我刚开始以为自己是过敏体质，想说这样的体质容易长湿疹，看西医时，医生说它会反复发生，所以要吃药、擦药，但不会想到是因为自己太胖、体内湿气重。

看中医时，医生说我体内湿气重，气循环不佳，要吃药，处方上的药名也很难理解，其实回想起来，这一切都和肥胖有关。俗语说"肥人多痰湿"真的很有道理。在这期间断断续续中药吃了8年之久，一想到喝中药每次都鸡皮疙瘩，真的很困扰。

上冷下热的两节身体

在最胖的时候我明显感受到，我的身体上半部分是热的，下半部分却是冰的！可以感觉身体是分两节的，中医说我是上热下冷体质。

直到后来我认识了中医药膳、接触基础中医学理论后，才知道我其实是阳虚体质。因为体内阳气不够，所以无法推动体内的温煦功能；后来才知道，这样的体质其实只要吃一些可以让身体温热的食物，比如黑胡椒、肉桂，身体就可以逐渐暖和起来。这样的方法简单易行，而且真实、有效改善足部冰冷状态。

开始了解食物和身体之间的关系后，我开始有选择地吃东西。

为什么我的下半身会觉得冷？因为体内的水分太多。那要怎么办？在选择食物时，除了一些温性的食物外，也可加上利水的食物；但利水的食物普遍较寒，因此与温性或热性的食物一起吃，就可以中和寒性。

怎么会想到以食养来改善体质？

为了瘦身，我长期使用中医来调理身体，减肥过程中，其实也尝试使用过"诺美婷"（减肥药物）。它的确让我快速地瘦了十几千克，但很快又像吹气球般复胖了。"诺美婷"的确有些副作用，而且都在我身上得到了验证，像是出现心悸、大量流汗等症状；医学已证此药物会造成中风或心脏疾病，况且1年内又迅速复胖，而且比以前更胖！之后胆小的我再也不敢使用减肥药来减重了。

也许有人会问说，运动不是最好的减肥方法吗？

对，我从不否认运动对身体的好处，也曾经用运动减肥，去健身房、请健身教练，每次我都信心满满地加入，但最后都无疾而终，曾经上的私教课，我感觉好无趣，每个动作都要保持10~20秒钟，整堂课都在盼着下课。胖子可能跑个几圈，或快走个一小段路就觉得好累，加上工作忙碌，回到家就只想休息，真的希望靠"吃"就能减肥。

当有要以"吃"来改善身材的念头后，发现真的要照着做其实没有想象中那么简单，比如吃某种食物时要只吃拳头大小，这会让我觉得好麻烦，而且一个拳头大小的食材到底多大？是以一个大男人的拳头算？还是以一个小婴儿的拳头算？还有就是吃的食材的种类，因为通常减肥饮食都会鼓励减肥者要吃很多的生菜，可是吃生菜这件事对我来说就很像"吃草"，而且生菜多半是凉的，吃太寒会使身体变得冰冷，加大分泌物的量，因此，我给自己先下了个结论，通过控制饮食来减肥的方式应该不太适合自己。

到底有没有可以用"吃"就能让自己瘦下来的方法？我想起许多人都说去糠后的大米营养成分低，改吃糙米会对身体比较健康。于是，我决定从改吃糙米开始。

终于找出一条以食养来减肥的道路

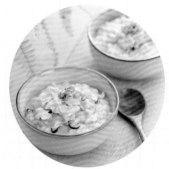

没想到在吃糙米后，我感觉比吃大米更有饱足感，因而下定决心，要用食养的方式来减肥。但是该怎么吃？是不是要自己动手做？如何了解食物？

出差时偶然在书店看到介绍药膳的书，看到关于调理气虚体质的食谱，眼睛顿时一亮，如果我照这样的食谱进行调理，会不会就能瘦下来？应该可以试试。

首先要学习的就是判断自身体质，在判断自己的体质后，我做的第一件事情就是喝粥和喝茶。茶是根据自己的体质所自行调配的药膳茶；粥是指大米粥，搭配体质所需要的食材，最常吃的就是山药红枣粥，吃完后肠胃也会很舒畅。

最初吃粥时会觉得很单调，没有饱足感。传统医学认为，早上是人体脾胃运行的时间，不应一早就食用让脾胃负担太重的食物；换言之，如果早餐吃得好，脾胃功能得以顺利运化，那么一整天的精神都会很好，可见早餐对于一整天的精神状态格外重要，因而要把早餐吃好，让身体运化有活力。一开始我觉得只吃粥根本吃不饱，总会觉得肚子还有些饿，吃了几天之后，开始感受到身体好像也认为只要吃粥就足够了。

也许有人会好奇，早上这样吃营养吗？的确，从营养师的角度来看，早餐似乎没有摄入蛋白质。所以我会建议，早上起床可以先吃一大碗的粥，让脾胃运化正常。经过1小时后，也许肚子觉得可以再吃些什么的时候，就吃点蛋白质，例如：喝杯豆浆、吃个水煮蛋。

除了喝粥之外，减肥过程中还有一个很重要的环节就是喝茶。喝什么茶？喝药膳茶。我所喝的药膳茶做法其实很简单，依据自己的体质在茶里面加入肉桂、杜仲、菊花、枸杞、红枣，如果平时工作压力较大，还可以加入陈皮理气。

一开始喝茶没有什么变化，大约1个多月后，慢慢觉得自己精神变佳、体能变好。在此之前，我常吃饱饭后就想睡觉，也常晚睡、晚起，但喝了一段时间药膳茶后，我开始感到自己似乎渐渐有了改变。

就这样喝粥、喝茶，且一直持续。然而，我是如何判断自己的体质并饮用药膳茶呢？的确，在学习了解中医学的基础理论后，紧接着就进入"辨证"这个重要的环节。

辨证是指根据身体表现出来的症状，分析身体疾病的症候，在辨证中选出适合身体所需的食物。

整个过程很有趣，尤其是根据辨证挑选所需食物的环节，很像医生辨证开具处方的过程，但食养则是通过辨证来提供食物清单。

也就是在辨证后，我才恍然大悟：原来我的体质是气虚和水滞体质！所以我在吃东西的时候要尽量避免生食，并且要从日常饮食中开始进行我的饮食规划。

另一个改变是我开始天天量体重，并养成每天量体重的习惯。

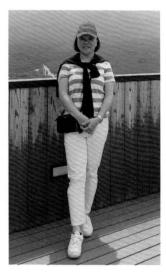

另外，我开始选择我所吃的食材。每天都会自己动手做适合自己体质的药膳料理，若工作繁忙，无法自己动手做时，需要外食的部分会特意挑选适合自己体质的食材吃，尤其在自助餐店，配菜的选择多，也给我的日常饮食带来很大便利。

于是我就这样看着自己的体重一天一天慢慢变少，看着自己的体重每天少0.1、0.2、0.1、0.2千克，我减肥的积极性也越来越高。

⊕减重曲线图

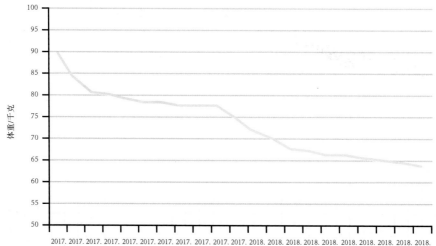

好高兴，我就这样靠着吃和喝让自己减重超过20千克，而且没复胖！

是的，我所利用的中医日常食养饮食方式，和运用营养学且严格计算热量与食材摄入量是有很大不同。在食用中医药膳来调理自身体质的过程中，主要内容是吃适合自己体质并对自己有益的食物，而且我成功了！能通过吃吃喝喝来满足口腹之欲，又能调整体质不用饿肚子，真的很棒！

 Part 5 | 持续用美食维持瘦身后的体态

正如前文所说，开始动手做适合自己的中医药膳料理，最初的一个月，身体变化不大；一个多月后，身体才逐渐产生变化，会觉得体能渐渐变好，这样的变化，真的只有用过的人才能感受得到。

如今，我依然会食用药膳料理，把烹饪当作纾压的方式，也习惯挑选适合自己体质的食材。

如何判断自己的体质？

一开始，我原以为自己是体质气虚，推测可能是自己的脾有问题；但反复地判断后，我怀疑是肾的问题最大。究竟如何根据自身状况辨证体质，可以通过"体质检核表"（详见P20），来做初步的气血水判断。一段时间后，再来判断脏腑之间的关系，进而找出可滋养五脏的食材。

因为手脚冰冷的缘故，我认为自己应该是阳虚体质；还有自己的体形较胖，通常胖的人多为痰湿体质；我平常尿多，尿多的原因除了喝水较多之外，还因阳气不够所致；气化功能不佳导致的腹泻，也是阳虚体质的表现；平时容易疲累，吃完饭后就想睡觉，所以我判断自己脾虚，并导致脾气不足。此外，脾虚的人通常舌头两侧的齿痕明显，且常有稀便，这些都是脾虚的征兆。

当我辨证自己脾虚后，经过两星期的中医日常食养饮食调理仍不见身体有明显改善，我开始怀疑自己可能不是脾虚，所以又重新检视自身状况，除了尿多外，我的下肢总是冰冷，长期有月经不调的问题，这些都是肾虚的典型症状，因此我的身体不但只有脾虚，还有肾虚的问题，于是我决定采取双管齐下的方式，既补脾也补肾。

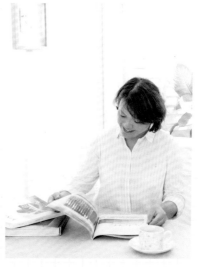

⊕气血水自我检测

气虚

- [ ] 容易感到疲累、经常想躺下
- [ ] 气色不佳,肌肤没有弹性
- [ ] 呼吸短浅、声音虚弱
- [ ] 时常感冒
- [ ] 容易流汗
- [ ] 容易腹泻
- [ ] 吃饱后非常想睡觉
- [ ] 活动力不足
- [ ] 白天想睡觉、早上起床困难
- [ ] 肠胃不好
- [ ] 食欲不佳
- [ ] 容易因季节或是环境变动而生病
- [ ] 体温较低、容易畏寒
- [ ] 肌肉较少,或是虚胖体质

气滞

- [ ] 呼吸较浅
- [ ] 常叹气
- [ ] 喉咙有异物感
- [ ] 头昏脑涨
- [ ] 焦躁易怒,有强烈的不安、忧郁感
- [ ] 胸部腋下肿胀、有压迫感
- [ ] 时常放屁、打嗝
- [ ] 时常感到心悸
- [ ] 排尿或是排便不顺
- [ ] 女性月经周期不规律
- [ ] 女性经前胸部胀痛
- [ ] 女性经前容易哭泣、情绪不稳定
- [ ] 睡眠质量不佳

血虚

- [ ] 肌肤干燥、没有光泽
- [ ] 视力变差、眼睛疲劳
- [ ] 睡眠浅、多梦、失眠
- [ ] 脸色苍白、嘴唇干燥
- [ ] 头发干燥无光泽、容易掉发
- [ ] 指甲易断裂
- [ ] 容易贫血、头晕
- [ ] 无法集中精神
- [ ] 经常脚抽筋
- [ ] 容易受冷
- [ ] 月经周期长
- [ ] 月经量少
- [ ] 体形偏瘦

血瘀

- [ ] 皮肤暗沉、有斑点
- [ ] 有黑眼圈
- [ ] 容易形成瘀青且难以消除
- [ ] 牙龈、舌头有瘀点
- [ ] 嘴唇或舌头呈暗紫色
- [ ] 情绪波动大
- [ ] 身体受寒时会伴有疼痛
- [ ] 肩颈僵硬、局部疼痛
- [ ] 痛经
- [ ] 容易便秘
- [ ] 经血中有血块

水滞

- [ ] 容易水肿
- [ ] 身体有沉重感
- [ ] 尿量多
- [ ] 关节易疼痛
- [ ] 容易拉肚子
- [ ] 排便不成形
- [ ] 舌白、有齿痕
- [ ] 鼻涕、痰、唾液等分泌物多
- [ ] 感受不到味觉
- [ ] 眼皮容易肿或是有双下巴
- [ ] 容易出现脚部水肿,下半身肥胖
- [ ] 容易心情低落
- [ ] 常摄取水分但排尿次数少

津液不足

- [ ] 脸红、容易潮热
- [ ] 眼睛充血、干涩
- [ ] 肌肤干燥、粗糙
- [ ] 喉咙干燥、口渴
- [ ] 想喝冰冷的饮食
- [ ] 手脚潮热、易上火
- [ ] 大便干结
- [ ] 尿少、色浓
- [ ] 分泌物浓臭
- [ ] 舌头红、没有舌苔
- [ ] 头部充血上火
- [ ] 睡觉时容易发汗
- [ ] 干咳
- [ ] 关节活动不灵活、活动关节时有声音

⊕目前体质寒热自我检测

寒	热
□ 不觉口渴	□ 口干舌燥
□ 想喝温热的东西	□ 想喝冰水、食欲旺盛
□ 脸色苍白、不太流汗	□ 脸色发红、容易流汗
□ 肌肤干燥	□ 眼睛易充血
□ 手脚冰冷、肩颈僵硬	□ 手脚潮热
□ 鼻涕、痰白、薄	□ 鼻涕痰呈黄色、浓
□ 频尿、尿色淡	□ 尿黄、尿量少
□ 肠胃虚弱、容易腹泻	□ 便秘
□ 经血呈暗红色	□ 经血呈鲜红色
□ 分泌物色白、量多	□ 分泌物味道浓、色黄
□ 嘴唇发白、舌白、舌苔白	□ 舌红、舌苔黄
□ 容易因受寒而引起疼痛（如关节痛）	□ 体味偏重
□ 头痛	□ 心浮气躁、易焦虑不安
□ 睡眠时间长	□ 睡眠时间短

㊟ 勾选越多，代表目前身体越偏向此体质。

要补肾最容易的方法就是吃山药，山药可以说是我吃的最多的食材，而且吃多也不会伤害身体，每三四天，就会吃一次。另外，黑米也是很好的补肾食材，我会先把黑米煮熟，再把黑米和豆浆用果汁机打匀（食谱请见P100）竟出乎意料地非常好喝；也可以自己做黑芝麻豆浆，味道也很好。如果有和我一样想养脾的朋友，则可多吃五谷饭、南瓜、鸡肉、黄豆等，都是健脾、理气的食材。

我在制作药膳时很喜欢把肉类做成肉末。中国人日常饮食则常常吃一整片或一大块的肉，吃了之后还会再吃，不知不觉就会吃进很多肉。制作药膳时所用的肉类烹饪方式，虽然没有大口吃肉的满足感，反而因为这样，烹煮出来的食物会变得较好吸收，容易产生饱腹感。

可是饮食习惯很难保持，我们总是会想吃不同的食物，所以一定要做自己喜欢的口味、菜色，简单易手上，这样才会长久地保持健康的饮食习惯。

这一次，我用补肾又补脾的方式，重新对我的饮食单进行调整，两星期后，体重有了很明显的改变，且身体状况与体力越来越好。

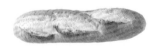

要按书上教的配方做药膳料理吗？

有人可能会疑惑，我只依照书上所介绍的内容来做药膳就可以了吗？是的，有些不易购买的食材可以用其他食材来代替，比如茗荷、芜菁，可改用其他类似食材替代，像姜、圆白菜。

还能享用美食吗？可以吃甜点吗？

我的回答是：当然可以。我喜欢烘焙类食品，但会少吃，或想吃面包就挑选欧式面包；甜点则只吃一半，满足口欲就好。甜品、糖的确对身体是不小的负担，很容易生痰，导致湿气过重，导致体力运行不畅，减缓新陈代谢速度。

对上班族而言，习惯外食生活，若要餐餐动手做，其实不是件容易的事，建议可以用我这样的方式，选择三餐所吃的食材，或是从最简单的料理开始，挑选适合自己体质的鱼、肉或蔬菜。

身体会告诉你，你需要什么？

只要吃某一套药膳料理，我都会告诉自己至少要吃一个月，因为在一个月后，身体会告诉你适不适合、需不需要、身体也会发生一些改变。

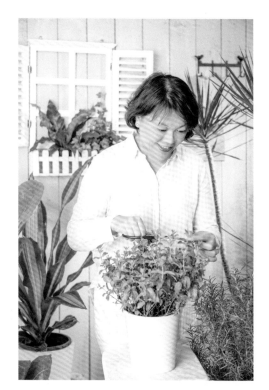

如今，我已经学会判断与了解自己的体质，并且使用美食保持身材；总算可以大声宣布：我食用药膳，成功瘦了20千克。

想像我这样判断与了解自己的体质吗？这本书收纳了许多药膳的基础理论、食材、食谱，以及我的学习心得，相信你也可以与我一样学会如何依据自己的体质吃对的食物。愿我们都能越吃越健康！

 Part 6 # 进行美体保养的重要性

只吃药膳就能瘦20千克？

是的，我的确只靠吃药膳就让自己逐渐瘦下来。不过因为自己从事水疗工作的原因，所以在这期间我也搭配辅助疗法"中医经络按摩"以及"中医芳疗全身按摩"。这些疗法都具有使人放松，减轻身体压力的作用，其中，"中医经络按摩"还能疏通经络、有助于瘦身的功效。

什么是中医经络按摩？

中医经络按摩是用美体按摩仪在身体上进行按摩，利用高速震动作用，将深层的肌肉硬团软化。我们身上的肌肉过于紧绷，或气不顺就会结成小硬团，俗称气结。这些气结会随着时间增加变得越来越硬，想单靠按摩、饮食或运动来快速消除是有困难的，且会影响气血循环，因此需要借助外力的帮助来协助我们来软化身上的气结，让气结能打散且变软。

在我减重期间，大约7天就要进行一次中医经络按摩，主要按摩脾胃经与膀胱经，通过机械的辅助以疏通体内的气、血、水，当身体的气、血、水循环畅通无阻，体能自然能恢复，身体也会更健康、轻盈。

在前几次按摩时，自己也是痛得哇哇大叫，正是所谓不通则痛吧，所以必须要用仪器用力推打，刺激身体更深层的部位，这些部位可能即使运动也不容易受到锻炼；另一方面，还能深入刺激体内的各个经络穴位，只要体内有气滞现象，刺激这些穴位时就会格外疼痛。随着使用按摩仪次数的增加，疼痛感也会逐渐减弱，气顺了，身体也会慢慢变得窈窕。

中医芳疗全身按摩让我的减肥成效更明显

不少来店按摩的顾客都希望通过按摩让身体放松、消除压力与疲劳，按摩还有一个重要的功效是改善循环、让代谢物质排出，尤其是依据经络的走向、穴位的位置来进行按摩时，将会收到意想不到的效果。

按摩时可以在被按摩部位涂抹按摩油，使整个按摩过程更舒适，甚至有滋润肌肤、防止细纹滋生等效果。如果肌肤在没有足够滋润的状态下强行进行按摩时，摩擦可能会导致肌肤松弛、出现皱纹等对肌肤伤害的症状。

我选用的是中医芳疗全身按摩疗程。中医芳疗认为减肥必须从调整体质开始，调整体内气、血、水的流通并润泽五脏六腑，促使人体的基础代谢率提升，并改善新陈代谢与排泄功能，使脂肪不易堆积，以达到瘦身的目标。

中医芳疗以"见、聆、询、及"的方式来搜集关于身体状态的信息，选择适合该体质的精油来进行经络按摩。因此，我根据辨证判断出我属于肾阳虚体质，选出作为按摩介质的精油，包含了茉莉精油、姜精油、雪松精油，搭配基底油按摩，并依当下体质，选择可消水肿或瘦身的配方。

茉莉精油 Jasmine

茉莉精油主要由其具有独特香甜味的花朵部分制成，将茉莉精油涂抹在身上可抑制体内油脂的吸收，更有促进新陈代谢的作用。正在实施瘦身计划的人也可以通过吸取茉莉精油的香气来缓解心浮气躁等压力、帮助放松。

姜精油 Ginger

可促进血液循环，使身体暖和，使原本发冷、畏寒、手脚冰冷的症状得到缓解，当身体温暖之后，体内的阳气也足了。因为姜精油具有温润身心的功效，所以使用这款精油的人较多。此油常用于补肾阳，可使四肢温暖、增强活力；用于脾气虚时，可以滋补脾胃功能，温暖胃部，改善脾气虚所造成的食欲不振、腹泻或便秘等症状，以补充元气、恢复体力。

雪松精油 Cedarwood

具有补气、利水的功效，既有助于改善淋巴循环，还能消除身体水肿，提高新陈代谢；且雪松精油可暖肾，使身体温暖，提高水分代谢，加速代谢，促使身体功能分泌正常，提高生殖系统的功能，具有抗菌和镇定的效果。中医学认为，肾功能一旦衰退，人就会看起来衰老，所以想要看起来年轻有朝气，肾的保养就更显得十分重要。雪松精油用于调理肌肤时，可以抑制皮脂分泌，使肌肤更光滑、有润泽感。

水肿☞丝柏精油 Cypress + 葡萄柚精油 Grapefruit

丝柏4滴+葡萄柚8滴+荷荷芭油30mL

丝柏精油可有效改善水肿，对于促进循环效果显著。搭配强化淋巴及血液流动的葡萄柚精油，可将体内多余水分和代谢废物排出，不但能消水肿，也有促进新陈代谢及紧实皮肤的作用。

瘦身☞姜精油+雪松精油

姜4滴+雪松8滴+荷荷芭油30mL

姜自古以来就有促进血液循环、温润身体的作用，作为按摩精油或是芳香浴都可恢复精神和元气、促进新陈代谢，也能帮助瘦身。雪松精油则具有消除水肿，以及预防代谢废物堆积的效果，两种精油搭配使用，用于局部雕塑时，一周按摩2~3次。

没有太多预算，我能如何为自己做SPA按摩呢？

读者在家一般可以运用窈窕刷等相关工具或用手部，配合个人体质并选择适合的精油，依身体经络线及穴位点进行按摩，而达到促使气、血、水正常循环与促进体内代谢废物排出的作用，同样能达到理气的作用。

开始动手帮自己按摩吧！

---

tips ⊕**精油使用小贴士**

荷荷芭油30mL+精油共12滴（3款以内），即能调和成适合自己体质的按摩油。

㊟ 若有疑问可咨询专业芳疗师。

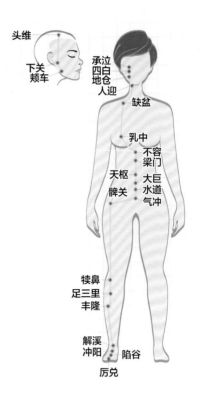

must know 瘦身穴位，捏捏就能瘦

是否觉得明明都努力运动、节食减肥了，但效果却不太明显，或是一直处于减肥瓶颈期而感到沮丧呢？如果能每天简单按摩一下穴位，就可以帮助减肥的话，减肥这件事应该会变得轻松许多吧？其实在我们身体里有许多穴位，经常刺激有促进新陈代谢、消解便秘、消除水肿，以及帮助体内燃烧代谢的效果，有效改善气、血、水运行，只要活用以下几个穴位按摩，便可以轻松拥有苗条身材，成为人人羡慕的易瘦体质！

加强腹部脂肪代谢、促进消化

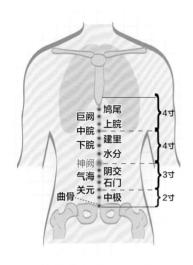

腹—任脉 中脘☞强化肠胃蠕动
"脘"代表人的胃，而中脘穴位于胃正中间处。按摩此穴位有助于调整自律神经功能、帮助肠胃蠕动并促进肠胃机能恢复正常。

腹—任脉 气海☞补气理气
位于肚脐下方约两指处。此穴位为"气"所汇集之处。按摩此处可以调整人体内气之流动、提高脂肪燃烧效果、改善腹部不适。

腹—任脉 石门☞健脾益肾
位于肚脐下方三指处。按摩此处可以促进骨盆周围部分的血液循环、调整肠胃功能、改善水肿，亦能控制食欲。

腹—任脉 关元☞促进肠胃蠕动，提升代谢率
又被称为丹田或是下丹田的关元穴，位于肚脐下方约四指处，也是体内之气汇集之处。按摩此处具有整肠作用，有效帮助减掉腰围以及腹部周围的赘肉。

⧋ 腿部加强循环和代谢

脚—胃经 足三里☞消化代谢

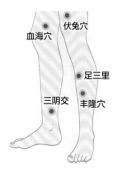

伏兔穴
血海穴
足三里
三阴交
丰隆穴

位于膝盖之外膝眼下方四指处。按摩此处可以改善肠胃功能以及促进气血循环，提升消化代谢、消解便秘，并避免代谢废物堆积体内。

脚—胃经 丰隆☞去油腻

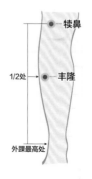

犊鼻
1/2处
丰隆
外踝最高处

丰隆穴位于膝盖骨（下部）与脚踝正中间处。按摩此处可以促进体内多余水分排出、促进下半身的血液以及淋巴循环、消解脚部水肿症状。

脚—脾经 三阴交
☞利水燥湿，健脾，补肾

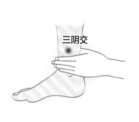

三阴交

三阴交穴位于脚踝最高处上方四只指头处，是指脚部三个经络（脾、肾、肝）的交会点。按压此处可以健脾补肾、温润足部，也有助于提升瘦身效果。

脚—肾经 然谷穴
☞入肾功能代谢，变成易瘦体质

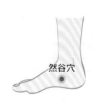

然谷穴

位于内脚踝前下方的突起处（舟状骨部分），是强健肾脏的重要穴位。经常刺激，可有效改善足部虚寒、水分排出不顺等症状，并提高体内代谢率、轻松变成易瘦体质。

⧋ 按摩手法—运用三指按摩（食指、中指、无名指）

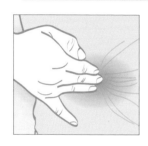

每个穴点揉按加压1次停留6秒

（1）揉按—中脘穴6次
（2）揉按—气海穴6次
（3）揉按—石门穴6次
（4）揉按—关元穴6次
（5）揉按—足三里6次
（6）揉按—丰隆穴6次
（7）揉按—三阴交6次
（8）加压—然谷穴3次

Chapter

1

2

药 膳 的
基 本 概 念

一起来了解"中医药膳"与"中医医学"

在这一章中，我将介绍关于中医药膳、中医学，两者的基本概念和关联性。初次接触的人可能会混淆两者的概念，甚至会觉得较深奥难懂，但这些概念是我们应用药膳的理论基础，可以学习相关的养生知识，当需要自行运用时，会有很大的帮助，也能辅助判断自己的体质。

Part 1 | 药膳是什么?

在忙碌、生活压力过大的现代社会中,人们常常会有肌肤干燥、肩膀酸痛、身体不适等困扰,想要解决这些问题,除了看医生与吃药外,最天然且和缓的方式莫过于通过饮食来改善。而我们针对身体的状况,运用食材的特性调养目前的体质,让身体得到修复,排掉对体内有害的代谢废物或毒素,并使自己的体质越来越好,这种通过食材来改善体质的食物就称为"药膳"。

药膳,是指配合体质、妥善运用各种食材的特性所做出的料理。一般而言,食用药膳多半是为了预防、保健,提升自愈能力,改善各种不适症状,以提升身体机能和健康状况。

对于有些不喜欢中药材,或是对于中药有不好印象的人而言,一听到药膳,可能会认为药膳带有药材的苦味而且不好吃,然而,事实上药膳绝非如此。

药膳的确是以中医理论为基础,所以有些人会认为药膳就是单指使用药材所做出的食物;但在本书中,我会把药膳定义为顺应体质、顺应节气、搭配当季食材与药材、更适合身体所需的食物,当养成长期食用药膳的习惯后,身体的健康状况就会被慢慢改善。

换个角度来说,平常所吃的各式食材,含有身体所需要的不同养分,会对身体产生不同作用,所以只要懂得运用手边现有的食材,即可烹煮药膳。只需掌握如何让药膳料理既营养又可口的烹饪方法,这样,药膳才能成为我们的日常饮食。

注意摄取适合身体的食材,时常谨记避免食用不适合的食材,日积月累后,身体的健康状况就会被慢慢调整。

Part 2 | 中医学的特性

想要深入认识药膳且能正确食用,要先了解作为药膳基础的中医学的基本认识。中医学是由《黄帝内经》衍生出来的理论学说,已有数千年的历史。

中、西医最大的不同,在于中医学非常重视身体整体的平衡。西医大多着重治疗已经显现出疾病的患部,中医则多认为有些疾病虽然会出现些症状,但仍不能忽视没有出现症状的部分,这也就是中医所称的"未病先防",而强调预防的重要性,在身体稍有不适时就做调整。

除此之外,中医特别强调阴阳五行、季节与身体五脏六腑的关系。中医会将五行属性的木、火、土、金、水对应到五季的春、夏、长夏、秋、冬,五味的酸、苦、甘、辛、咸,五脏的肝、心、脾、肺、肾,以及六腑的胆、小肠、胃、大肠、膀胱、三焦。由此可知,中医认为季节的变化亦会随之对五脏六腑的健康状况有相互的影响,因而在药膳的食材选择上,也偏重使用当季食材。举例而言,当季节从冬天进入春天时,因为春天所对应到的五味是酸味、五脏则为肝脏,故可以使用当季食材并加入带有酸味的食材,就可做出具有养肝功效的药膳。

Part 3 | 中医的基本概念

在了解基本的中医学特性后，简单介绍中医理论中常强调的概念，有助于我们判断自己的体质。

阴阳学说

中医的阴阳学说认为所有的事物有与之所呼应的事物，如天为阳、地为阴；男为阳、女为阴；日为阳、夜为阴等。同样，中医也把食材分成阳性与阴性，属阳性的食物有姜、鸡肉、虾、葱等，这些食材都是属于可以温暖身体的食物，而阳性食物一般较硬、需焖煮时间较长，或具有可在寒冷的气温中生长等特质。相反的，中医认为西瓜、番茄、冬瓜为阴性食物，此类食物多半较为柔软，且多是在炎热气候中生长，具有清热、泻火、解毒的功效。

制作药膳时，会偏重于食物与人体的阴阳调和，故有低血压或畏冷等症状的阴性体质者，最好多食用阳性食物；反之，有高血压、盗汗困扰的阳性体质者，应多食用阴性食材，去改善身体的阴阳平衡状态。

气、血、水

除了强调阴阳五行的平衡之外，中医也特别重视体内"气""血""水"三个元素的平衡，一旦身体内的这三个元素有任何一个失衡时，就容易引发各种问题。

"气"是指身体的元气，负责体内循环及代谢；"血"则是在人体内负责运送营养成分以及氧气的重要角色；除了血液以外的水分，包含淋巴液、泪水、汗水、黏液、尿液等，又被称为津液，负责滋润皮肤黏膜、调节体温。

中医会根据症状诊断出是气、血、水中哪一个元素不畅，再利用药膳调配，让三者恢复至均衡状态、排除体内多余的毒素，因而利用药膳调整气、血、水的状态，是最简单、易行的养生方式之一。

五行的关系

自然界中所有的东西皆可被归类成"木、火、土、金、水"中的其中一类，这五种要素皆各有其独有的性质，相互调和、运行。在五行学说中最常被提及的就是"相生"与"相克"的关系。举例来说，木生火、火生土、土生金、金生水、水生木，这样的关系就是相生关系；而木克土、土克水、水克火、火克金、金克木，这五种关系则是相克关系。

中医除了着重在阴阳调和上，也非常讲究五行的相生相克是否处于动态平衡的状态。此外，五行又可以对应到五季、五脏六腑及五味等，只要善用五行食材及药材的特性并加以调配，不仅有助于五脏六腑调和，对身体也有极大的帮助。比如进入冬季时，可以摄取有些许辛味的温热食材；反之，夏天则可以食用寒、凉、苦的食物。

气	⊙元气来源、体内代谢循环、维持生命活动 ⊙支持人体所有活动的原动力 ⊙推动作用：身体各种生理活动 ⊙气化作用：将食用后的食物转化成营养物质 ⊙温煦作用：温润身体、保持体温正常 ⊙防御作用：保护身体表面、预防邪气从外部侵入体内 ⊙固摄作用：预防血、汗、尿之漏出，防止脏器下垂 ⊙促进新陈代谢、控制呼吸及心脏机能 ☞体内之气不顺时会造成身体机能失调。
血	⊙营养运输作用、给予全身组织及器官营养成分 ⊙回收体内各处代谢废物 ⊙人体构成及生命活动维持之基本物质之一 ⊙促使生命活动 ⊙充实筋肉，让皮肤及毛发滋润有光泽 ⊙精神活动的营养源 ☞血流动不顺或是不足时会造成血行障碍、各脏器功能低下而有经血不顺、贫血、肩颈酸痛等问题。
水	⊙滋润皮肤、调节体温，具有冷却身体的功能 ⊙系指体内组织液，以及消化液等 ⊙血液以外所有无色的体液，包含胃液、淋巴液等体内的水分 ⊙负责排出体内的代谢废物 ⊙滋润关节、人体肌肉 ☞体内水分流动不顺时，代谢速度会下降、毒素也会储存于体中，造成水肿、晕眩、耳鸣、排尿障碍等问题。

五行	相生	相克	季节	五脏	五腑	五味	颜色
木	木生火	木克土	春	肝	胆	酸味	青
火	火生土	火克金	夏	心	小肠	苦味	红
土	土生木	土克水	长夏	脾	胃	甘味	黄
金	金生水	金克木	秋	肺	大肠	辛味	白
水	水生木	水克火	冬	肾	膀胱	咸味	黑

五脏六腑

在中医里，五脏六腑并不只是单指脏器，还包括了眼睛所看不见的各个脏器功能。五脏与六腑并不是互不影响的单独个体，通常还可以将两者互相配对作用于人体正常生理功能。比如负责肝脏功能和中枢神经的肝、胆，负责心脏及循环系统的"心与小肠"，主宰消化系统的"脾与胃"，主宰气血水的输送及免疫系统相关的"肺与大肠"，控制人体生长、老化的"肾与膀胱"，各组间的器官存在牵制或平衡关系。

假如使用有助于"养心"的食材，有可能会抑制肺部功能运行，这就是牵制作用；反过来说，若使用有助于"养脾"的食材，则同时有助于强化肺部的功用。所以只要能了解身体不适的症状是位于五脏六腑的哪个部分，而选用适合的食材制成药膳，就能以摄取食物营养的方式有效辅助各个器官运行的功能。

⊕五行对照表

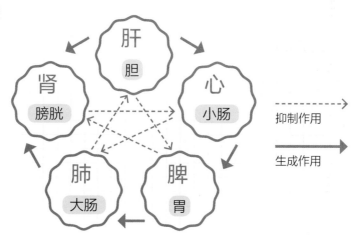

六邪、七情

中医将大自然的气象状态分成风、寒、暑、湿、燥、火，并且把这六种形态称为"六气"。

人依赖天地万物而生存，因此身体也会容易受到天气变化的影响。在正常情形下，人体应当能适应六气的变化，但是若六气变化太过或不及，甚至太剧烈时，则人体会因无法调适而导致疾病，则称这六气为"六淫"，又称"六邪"。

另外，中医将人的情绪分为喜、怒、忧、思、悲、恐、惊七种，即"七情"。同样地，当我们面对压力，或环境发生重大改变时，情绪也会发生变化，如果长期情绪起伏特别大，就容易致病，不仅会影响健康，也会超出生理所能调节负荷的范围，进而使得体内阴阳、气血水及五脏六腑的功能失调。

五性五味

不同种类的中药都有其独特的药能及药性，而一般的食材也有各自的食能与食性。中医认为患者治疗疾病前，应先利用各种食物的五味、五性和五色的特点来中和治疗。

五味是指"酸、苦、甘、辛、咸"五种味道，而且各自有其所对应的独特作用。像辛味有助于促进气血运行，而苦味则能帮助体内除去多余的水分与热量。

另一方面，依照各个食材能否让身体温热或降温，亦可将食材依据其作用分成"寒、凉、平、温、热"五性。寒性及凉性的食材有助于改善燥热体质；而温性及热性食材有祛寒及促进血液循环，适合气血虚的人食用；平性食材则是适合各种体质的人。通过食物的五味及五性来打造均衡饮食习惯，可以有效地让身体恢复健康状态。

在五性、五味之外，要特别注意的是我们常会在药膳中加入中药，而中药在使用上必须注意与七情配伍。据《神农本草经》所记载：药有阴阳配合，子母兄弟，根茎花实，草石骨肉。有单行者，有相须者，有相使者，有相畏者，有相恶者，有相反者，有相杀者。凡此七情，和合视之。也就是说，在中药材的使用上，使用有单行、相须、相使、相畏、相杀、相恶、相反这几种。

当两种以上不同的生药材放在一起，尤其是使用两种以上的药材制作药膳前，建议要先询问医生，以免引发其他不适，这部分的内容在P35（Chapter3 辨别食材的属性）会有详细的介绍。

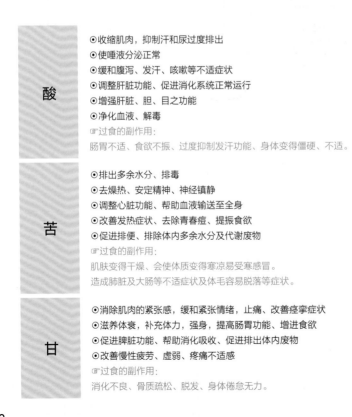

酸

◉收缩肌肉，抑制汗和尿过度排出
◉使唾液分泌正常
◉缓和腹泻、发汗、咳嗽等不适症状
◉调整肝脏功能、促进消化系统正常运行
◉增强肝脏、胆、目之功能
◉净化血液、解毒
☞过食的副作用：
肠胃不适、食欲不振、过度抑制发汗功能、身体变得僵硬、不适。

苦

◉排出多余水分、排毒
◉去燥热、安定精神、神经镇静
◉调整心脏功能、帮助血液输送至全身
◉改善发热症状、去除青春痘、提振食欲
◉促进排便、排除体内多余水分及代谢废物
☞过食的副作用：
肌肤变得干燥、会使体质变得寒凉易受寒感冒。
造成肺脏及大肠等不适症状及体毛容易脱落等症状。

甘

◉消除肌肉的紧张感，缓和紧张情绪，止痛、改善痉挛症状
◉滋养体衰，补充体力，强身，提高肠胃功能、增进食欲
◉促进脾脏功能、帮助消化吸收、促进排出体内废物
◉改善慢性疲劳、虚弱、疼痛不适感
☞过食的副作用：
消化不良、骨质疏松、脱发、身体倦怠无力。

辛

⊙促进血液循环
⊙促进发汗、温润身体
⊙帮助发散堆积于体内之气、血、水
⊙改善虚寒、感冒、疼痛、瘀血症状
⊙发散体内邪气
⊙促进肺脏功能、调节全身的呼吸以及水分
☞过食的副作用：
过度发汗导致体内津液变少而变得干燥。
造成身体过于亢奋、反而容易受寒。

咸

⊙消肿（如淋巴肿胀）、去瘀结
⊙缓解便秘症状
⊙保持体内滋润
⊙滋养肾脏
⊙强化肾脏功能、促进水分的代谢与储存
☞过食的副作用：
血液变混浊、血压上升、损伤小肠或是肾脏的机能。

寒

⊙冷却身体、除体热、排泄体内毒素
⊙补充体内水分、镇静、消炎
⊙滋润身体，改善喉咙干渴症状，促进排便
⊙改善高血压患者不适症状
⊙整肠、通便
⊙夏天的好食材，可以解暑气
☞易受冷体质避免过度食用。

凉

⊙有轻微的冷却身体作用
⊙可改善轻微发热、上火症状
⊙镇静、消炎、解毒、滋润身体
⊙整肠通便
☞易受冷体质避免过度食用。

平

⊙日常皆可食用，有滋养、强壮身体功效
⊙任何体质季节都可以食用、长期食用也无妨
⊙达到阴阳平衡
☞适合虚弱体质、病后、无体力时食用。
可搭配其他性质食材一同食用。

温

⊙温热身体
⊙促进气血循环、止痛，改善受冷、疲劳症状
☞适合虚寒症状的人食用、使身体变得温热。
体热体质应避免过度食用。

热

⊙暖体
⊙兴奋神经、止痛、促进新陈代谢
⊙改善贫血症状、促进气血循环
⊙促进排汗
☞适合容易受寒体质或在寒冷季节食用。
体热体质应避免过度食用。

中医认为，构成我们人体之"元气"，是从生育我们的父母身上所取得的"先天之精气"。既然有"先天之气"，当然也就有"后天之气"；所谓后天之气是指我们出生后，从日常生活中的呼吸与饮食，包含空气、水、食物等，经由身体转化后，成为所需的能量。吃进肚子里的食物，通过体内五脏六腑的运行机制让身体获得能量，不难发现，日常饮食与身体的健康真的息息相关。

在中医理论中，关于"药膳"的定义是指以中医理论为基础，将各种食材、中药材所组合调制而成的食物，且这样的食物同时兼具营养以及色、香、味、形，也是种食物养生法。

另外，从食、药、医的数千年历史来看，我们一直秉承"食医同源""食药同源"的思想，而这样的思想，长久以来一直影响着中医学药学的发展及传承。药膳也是基于食医同源的理念，依照不同人、不同体质或是脏器健康的状态，搭配出最适合的养生料理。

其中，制作药膳时所使用的食材不限于药材，也包含大自然中所存在的各种食物，因为不论是药材还是其他食材，都是吸收太阳的光和热及大地的养分所生长的，都是大自然所给予的恩惠，对身体自然能有一定的滋养作用。

除此之外，依照季节的不同，药膳还被分为"温润身体的药膳"与"有助于身体去燥的药膳"。

药膳是根据不同人的健康状态、季节及天气的变化，再利用食材的五味（酸味、苦味、甘味、辛味、咸味）及五性（寒性、凉性、平性、温性、热性），使用各种调理方法而做成的。

总而言之，中医是综观全身的平衡与自身体质，并着重在保健的角度来防范未病，亦常利用药膳来改善体质、预防疾病。

需要注意的是，不同体质者所适合的中药及养生药膳都不相同，如果没有先辨清自己的体质乱补，反而会让身体越补越差。

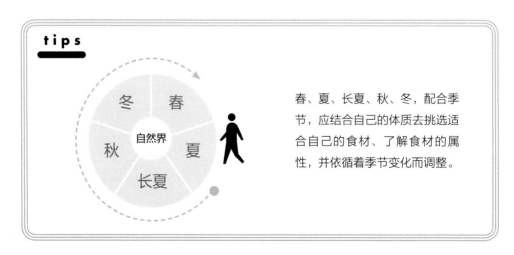

tips

春、夏、长夏、秋、冬，配合季节，应结合自己的体质去挑选适合自己的食材、了解食材的属性，并依循着季节变化而调整。

Chapter

·

3

辨别食材

的 属 性

认 识 各 类 食 材
的 性 质 和 功 效

一年四季中，各种植物顺应大自然的节奏生长，吸取日月精华。虽然春去秋来，但即使在寒冬中同样有生命孕育、生长，这使我们在每个季节都能有不同的收获，即便收获的食材因时节而不同，但食材本身的性质，却能补足我们在各个不同季节的身体需求与能量，因此了解食材的属性，根据身体所需来选择适合自己属性食材，也是让身体能越吃越健康的基本知识。

Part 1 | 五性

"五性"又称为"五气"，指的是不同食材及草药所具备不同的性质，例如：某些食材可以温润过度寒凉的身体，然而，也存在着具有去除身体燥热功能的食材。在中医学中，依据性质可将食物分为五性，即为温性、热性、凉性、寒性及平性这五种性质。

热性

热性食材有助于活化体内五脏六腑的机能、促进新陈代谢，促进气血循环。

热性食材可温暖身体，日常可用于调理如阳虚体质的生理痛，以及受冷症状，或是受凉、下痢等寒盛的症状；然而，若有发烧症状，则应避免吃太多的热性食物。

常见的热性食材有胡椒、花椒、山椒、肉桂、辣椒、姜等。

温性

温性食材有助于提升体温，具有使身体温热的功能，亦可改善气血循环、促进新陈代谢，适合在秋、冬等寒冷季节食用。

温性食材可用于缓解容易疲劳、声音低沉、食欲不振等症状，适合气虚及阳虚体质者食用。常用于寒气、头痛、身体疼痛、受冷等寒证，有虚寒症状或是容易疲倦的人亦可多食用。

常见的温性食材有小米、鸡肉、羊肉、鲑鱼、虾、南瓜、大蒜、葱等。

平性

平性食材的性质温和，较不易使身体变热或是变寒，使身体保持稳定、平衡的状态，具有缓和、调和阴阳平衡等功能。平性食材较容易与其他食材与草药配合，适合任何体质的人食用，尤其特别推荐给体质虚弱、大病初愈者，儿童及老人也可多食。

常见的平性食材有豆类、谷类、米、玉米、大豆、黑豆、黑芝麻、红薯、马铃薯、黑木耳、香菇、胡萝卜、圆白菜、葡萄、红枣、山药、猪肉、牛肉等。

凉性

凉性食材有助于去除体内燥热、降低体温，但是力量比寒性食材弱，适合燥热体质及容易口渴的人食用。

一般而言，口感清爽的夏季时令食材大多属于寒性或凉性食材，可用于身体微热或轻微的发烧、轻微的充血、高血压、潮热、手掌及脚有热感，以及失眠的阴虚体质者改善症状，也适用于高烧的恢复期。

常见的凉性食材有番茄、冬瓜、绿豆、香菇、蟹味菇、苹果、西瓜、小黄瓜、青江菜等。

寒性

寒性食材有一定的去热、降温、镇静、消炎的作用，也有助于通便。寒性食材很适合风热感冒、有燥热症状的人食用，可缓解食欲旺盛、声音高亢、多汗、便秘等症状，也可用于发烧、面红、咽干、黄痰、便秘等热证，在炎热夏季多摄取还可作为水分补给，但容易畏寒的人最好适时搭配温、热性食材食用。

常见的寒性食材有紫菜、香蕉、柿子、螃蟹、豆腐等。

 Part 2 | 五味

五味是由中医学中的五行学说延伸而来，指的是将食材依据味道及功能进行分类，将食物分为酸味、苦味、甘味、辛味、咸味五种。各种食材可以与体内的五脏器官相对应，其中，酸味对照肝脏、苦味对照心脏、甘味对照脾脏、辛味对照肺脏、咸味对照肾脏，可见各种味道皆有助于调整相对应的器官机能。

虽然五味和五脏有关，但是必须注意的是，五味与五脏之间的相关性并非一定一致。

酸味

酸味食材能抑制汗液及尿液排出、将水分保留在体内，对于慢性的咳、下痢、分泌物、漏精等，也具有抑制的功效。此外，酸味能生津，带有涩味的食材，如银杏、柿子、莲子等，也具有相同的功能，但却没有生津液的功能。食用酸味食材将有助于提升肝脏功能、缓解盗汗、腹泻、频尿等症状。

常见的酸味食材有猕猴桃、柠檬、桃子、苹果、橘子、葡萄、番茄、梅、醋等。

苦味

苦味食材具有消炎作用，适用于因为热邪所引起的病症。由于苦味具有燥湿、清热、泻下等作用，食用苦味食材能去除体内多余的湿气、燥热与毒素，有效改善肌肤以及便秘问题。

常见的苦味食材有牛蒡、芹菜、苦瓜、银杏、菊花、绿茶等。

甘味

甘味具有缓和、补益等作用，可以滋养人体、补充气血，也有缓解紧张情绪、去除疼痛的功效。食用甘味食材有助于补血补气，使身体产生原动力，也能缓解筋肉紧绷问题，适合常有疲倦感或是虚弱体质的人。

常见的甘味食材有大米、薯类、豆类、南瓜、玉米、胡萝卜、西蓝花、圆白菜、鸡蛋、牛奶、蜂蜜、枸杞等。

辛味

辛味食材具有发散效果，可以促进血液循环，可使身体温暖、发汗。

感冒初期的流鼻涕、打喷嚏，或是畏寒的症状，都适合食用辛味食物来排除体内寒邪。然而，摄取辛味食材应避免过度，因为辛味食材会使身体不断出汗，这同时也会导致身体的阳气散发，导致心功能衰弱，使得精神不安，还可能有因肾脏的功能低下，反而产生水肿的现象等。

此外，过度食用辛味食材也容易因水分流失过多，导致肌肤干燥。

常见的辛味食物有辣椒、葱、姜、大蒜、青椒、胡椒、芥末、小茴香、番红花、肉桂、陈皮、白胡椒等。

咸味

咸味食物可补肾，所以食用咸味食材具有补肾强身、润肠通便的作用，可使变硬的肿块或是淋巴结肿大等变得柔软，还可缓解便秘症状。

咸味食材还可抑制心火，可解热、镇静心情，如果是心火过剩的阳性体质，就可以多吃些咸味食材。但需要注意摄取过度会导致血压上升，建议仍应酌量食用。

常见的咸味食物有盐、酱油、味噌、鱼类、蛤蜊、海藻类（紫菜、海苔）等。

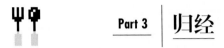

Part 3 | 归经

归经是指我们所吃的食材或药材进入到体内后会对身体各个脏腑、经络有特殊效果。归经大致上可和食物的五味所对应的五脏六腑相配对，脏腑与12经络互相连结，再通过经络，传送气血到手足、骨、体表，给予全身营养。

简单来说，归经即食材及草药的功效可以作用于哪个部位、哪个脏腑、哪个经络，若身

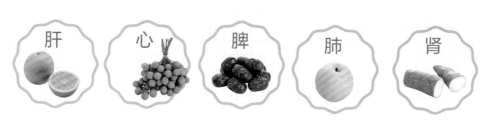

体有某些部位不适，可食用能滋养该经络的食材，使身体的不适症状得到缓解。例如，同样都是具备滋润身体作用的食材，梨归肺经，香蕉则归肠经。

　　食物的归经如下表所示。就像吃酸味食物进入肝经时有助于养肝、调节体内血流顺畅；盛夏时，吃苦味食物，可去心热，进而达到养心的目的。此外，同一种食材不一定只归一经，大多数的食材通常有多个归经特性。

＃五行、五脏、五味与食材对照表

五行	五脏	五腑	五味	归经的食材
木	肝	胆	酸味	苹果、桃子、芹菜、柠檬、番茄、菊花、枸杞、橘子
火	心	小肠	苦味	百合根、莲藕、苦瓜、菠菜、桂圆
土	脾	胃	甘味	马铃薯、山药、芋头、南瓜、豆腐、蛋类、蜂蜜、红枣、葡萄
金	肺	大肠	辛味	葱、姜、大蒜、辣椒、洋葱、紫苏、白萝卜、芦笋、梨
水	肾	膀胱	咸味	海苔、虾、螃蟹、紫菜、山药、红薯、圆白菜、韭菜、黑芝麻、黑豆

<u>**Part 4**</u> | 毒性

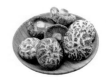

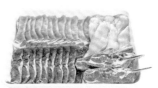

古人在探寻食物的过程中，通过亲自尝的方式并结合经验来判断食物是否能食用。依照作用的强弱把食材的毒性分成大毒、中毒、小毒、无毒四种。而《神农本草经》中还把食材及草药分为上品、中品、下品这三种。

因为各种食材皆具有其特性，在使用两种或多种药材和食材的搭配组合上也有许多禁忌及注意事项。使用两种以上的药材或食材来制作药膳，有时并用会增强疗效，有时会减轻或消除部分毒性，甚至可能会因药性降低食物原本的疗效，严重时，甚至会产生毒性，不可不谨慎！

中药中的七情就是依照药物之间相互作用的结果将药物分成七种类型，包含：单行、相须、相使、相畏、相杀、相恶及相反。

单行

指不需加入其他种类的中药或食材，只需使用一种药材或食材，即可发挥充分的疗效。例如：独参汤即是指使用人参即可补足元气、治疗虚脱；而清金散亦只使用黄芩来清除肺热；独行散指使用五灵脂即可去除瘀血、改善产后的血晕症状；只使用单味的人参，或只使用姜。

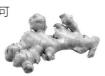

相须

同时使用两种以上有相似效能的药材及食材，可以提高治疗效果。例如：水梨与百合根，人参与山芋、鸡肉、香菇等；将陈皮及半夏一同入菜则有助于燥热化湿、理气和中。

又如：米和山药的组合，具有增强补气的作用；红枣及莲子的组合则有安神效果。所以相须就是将两种有相近功效的食材组合一起，而使效果更增强。

相使

以一种药材或食材为主材，再辅以其他的药物或食材来强化主材的功效。例如：用黄芩搭配大黄，可提升大黄清热、泻火的功效；白芍作为主药时则具有补肝血、平肝的功能，若再加具有缓急止痛作用的炙甘草，则能滋阴平肝、缓急止痛。

这种以一方为主，其他方为补，运用补药来增加主药的效果即为相使。如：姜与黑糖的搭配，黑糖也有暖体的功效，与姜相配伍，可增强姜的补益作用。此外，红豆能增强冬瓜的降胃火功效。

相畏

相畏是指其中一种食材有毒性或是带有副作用，能够因搭配其他食材而被减轻、和缓或是去除。例如：姜可抑制半夏的毒性；大枣可以和缓甘遂损害正气的作用；姜可以中和螃蟹肉的寒性。

当某些食材的不良作用或是副作用，通过其他的食材而被减弱、被抑制，即是相畏。例如：生鱼片常与青紫苏一起食用，生冷的生鱼片食用后会造成身体不适，而青紫苏可提增香气，还具有暖胃和杀菌的效果，对于身体无法适应寒凉食物的人，可食用味辛、性温的青紫苏来缓解胃部不适。

相杀

指一种食材能和缓或去除另外一种食材的毒性或副作用。例如：吃日本料理时，常以生鱼片蘸芥末食用，其原因便是因为芥末有中和生鱼片的毒性的作用。

相恶

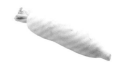

两种食材一同烹饪后，其中一种食材会破坏另一种食材的功效，使其功效减弱，甚至变得毫无功效。例如：当人参与白萝卜同食时，人参属于温补类的食材，体质偏寒者可多食用，以滋补养身、补精益气；但是，白萝卜能理气，当补气的人参遇到理气的白萝卜，反而消耗原有的体内之气，两者相配便是相恶。

相反

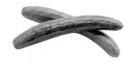

同时使用两种以上的药材及食材时，会产生毒性反应或副作用，即为相反，平日应该尽量避免这种组合。例如：小黄瓜有促进水分代谢的作用，若搭配具有补充体液作用的番茄则会产生相反作用。其他的食材如柿子与茶叶，因为柿子含有鞣酸，茶叶则内含茶碱，这两种物质同时在胃部时，会产生胃肠道不适而影响消化功能，甚至会导致便秘。

虽然相反和相恶的组合在日常饮食中常被使用，但仍建议尽可能避免有这样的组合。

Part 5 | 食材简表速查

#五谷杂粮类

气虚	气滞	血虚	血瘀	水滞	津液不足
大米（平） 糙米（平） 糯米（平） 红米（平） 黑米（平）		红米（平） 黑米（平） 紫米（温）	红米（平）	糙米（平） 糯米（温）	滋阴 黑米（平） 糙米（平） 紫米（温）

#种子类

气虚	气滞	血虚	血瘀	水滞	津液不足
银杏（平） 栗子（温）	山楂（温）	腰果（平） 核桃（平） 栗子（温） 黑芝麻（平） 松子（温）	山楂（温） 栗子（温）	南瓜子（平）	白芝麻（平） 南杏仁（平） 黑芝麻（平） 松子（温） 花生（平）

#蔬菜类

气虚	气滞	血虚	血瘀	水滞	津液不足
南瓜（温） 芋头（平） 香菇（平） 玉米（平） 菜花（平） 马铃薯（平） 山药（平） 圆白菜（平） 豌豆（平） 口蘑（温）	香菜（温） 紫苏（温） 葱（温） 青椒（平） 洋葱（温） 西蓝花（平）	黄花菜（凉） 胡萝卜（平） 蟹味菇（凉） 菠菜（凉） 黑木耳（平）	洋葱（温） 韭菜（温） 秋葵（平） 青江菜（平） 芹菜（凉） 西蓝花（温）	小黄瓜（凉） 冬瓜（凉） 玉米（平） 玉米须（平） 金针菇（平） 豌豆（平） 竹笋（寒） 圆白菜（平） 苦瓜（寒） 茄子（凉） 白菜（平）	补阴 番茄（寒） 芦笋（凉） 秋葵（平） 山药（平） 白木耳（平） 杏鲍菇（平） 补阴清热 扁蒲（寒） 清热 牛蒡（凉） 空心菜（寒） 小油菜（平） 白萝卜（凉） 茄子（凉）

#水果类

气虚	气滞	血虚	血瘀	水滞	津液不足
樱桃（温）	猕猴桃（寒）	樱桃（温）	樱桃（平）	椰子（平）	李子（平）
葡萄（平）	木瓜（寒）	荔枝（温）	桃子（温）	西瓜（寒）	柿子（平）
桂圆（温）	橘子（凉）	草莓（凉）		李子（凉）	枇杷（凉）
桃子（温）	柠檬（平）	桂圆（平）		芒果（凉）	柠檬（平）
苹果（平）		桃子（温）			哈密瓜（寒）
		葡萄（平）			椰子（平）
					芒果（凉）
					梨（凉）

#辛香料

气虚	气滞	血虚	血瘀	水滞	津液不足
蒜苗（温）	香菜（温）	欧芹（温）	大蒜（温）	姜（温）	
葱（温）	紫苏（温）		芹菜（凉）	芹菜（凉）	
	薄荷（凉）		葱（温）	葱（温）	
	大蒜（温）			辣椒（热）	
	芹菜（凉）				
	葱（温）				

#调味品

气虚	气滞	血虚	血瘀	水滞	津液不足
蜂蜜（平）	酱油（寒）	红糖（温）	红糖（温）		蜂蜜（平）
香油（凉）	盐（寒）	蚝油（平）	醋（平）		白砂糖（凉）
冰糖（平）	醋（温）				香油（凉）
白砂糖（凉）					
味醂（温）					

#中药药膳

气虚	气滞	血虚	血瘀	水滞	津液不足
红枣（平）	小茴香（温）	枸杞（平）	番红花（平）	花椒（热）	补阴
莲子（平）	胡椒（热）	莲子（平）	肉桂（温）	肉桂（热）	黑芝麻（平）
枸杞（平）	八角（温）	红枣（平）	花椒（温）		白芝麻（平）
	丁香（温）	黑芝麻（平）			解热
	陈皮（温）				菊花（寒）

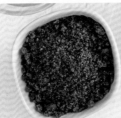

#海鲜

气虚	气滞	血虚	血瘀	水滞	津液不足
燕窝（平）	旗鱼（平）	牡蛎（平）	蛤蜊（寒）	螃蟹（寒）	滋阴
鲑鱼（温）		鲑鱼（温）	牡蛎（平）	蛤蜊（寒）	燕窝（平）
鲭鱼（温）		鲭鱼（温）	鲑鱼（温）	紫菜（寒）	干贝（平）
鲈鱼（平）		鲈鱼（平）	鲭鱼（温）	鲈鱼（平）	干贝柱（平）
带鱼（温）		鳕鱼（平）	鲔鱼（温）	鲷鱼（温）	
鳕鱼（平）		鲔鱼（温）	旗鱼（平）	海带芽（寒）	
鲷鱼（温）		柳叶鱼（平）	柳叶鱼（平）		
鲔鱼（温）			秋刀鱼（平）		
虾（温）			海带芽（寒）		

#肉类

气虚	气滞	血虚	血瘀	水滞	津液不足
牛肉（温）		鸭肉（平）	牛肉（平）	猪肾（平）	鸭肉（平）
鸡肉（温）		牛肉（平）			
猪肉（平）		猪肉（平）			
羊肉（温）					
鹅肉（平）					

#豆奶蛋

气虚	气滞	血虚	血瘀	水滞	津液不足
大豆（平）		豆乳（平）	黑豆（平）	大豆（平）	生津
牛奶（平）		黑豆（平）		红豆（平）	牛奶（平）
羊奶（温）				黑豆（平）	豆奶（平）
				绿豆（凉）	酸奶（平）
					豆腐（凉）
					滋阴
					鸭蛋（凉）
					羊奶（温）
					乳酪（平）

#饮品

气虚	气滞	血虚	血瘀	水滞	津液不足
甜酒（温）	绍兴酒（温）	红葡萄酒（温）	绍兴酒（温）	乌龙茶（凉）	甜酒（温）
可可（平）	白葡萄酒（温）		红葡萄酒（温）	红茶（平）	普洱茶（凉）
			甜酒（温）	可可亚（平）	绿茶（凉）
				咖啡（平）	
				啤酒（凉）	
				普洱茶（凉）	
				绿茶（凉）	

Chapter

4

瘦身保健

药膳提案

自己动手做好吃、没有药味的专属料理

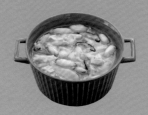

在前面章节中，对于食材的属性、特质已经有基本的认识，当然，也可以从食材简表速查中查询各种食材的属性，吃进了什么，与人体健康状态息息相关。

在这章里，针对气虚、气滞、血虚、血瘀、津液不足、水滞6种体质，分别介绍了10道药膳，结合自己的体质（有可能不是单一一种体质，比如气虚加血虚、气滞加水滞等），早餐、午餐、下午茶、点心与晚餐时选用运些药膳，除了享受动手做的乐趣外，还能让人安心吃、快乐瘦！

气虚

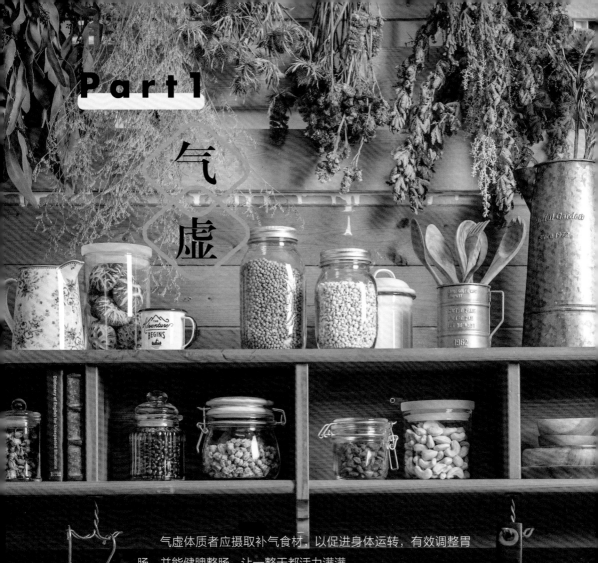

气虚体质者应摄取补气食材，以促进身体运转，有效调整胃肠，并能健脾整肠，让一整天都活力满满。

早餐时间吃可养生益气的红枣粥让脾胃开始活动起来，加上豆腐做的清爽鸡肉排，补充身体所需的蛋白质；午餐时建议吃一碗鲑鱼炊饭，搭配牛肉炖马铃薯及鹰嘴豆浓汤，这些都是补气的良方。下午时，可以稍微吃一些小茶点；晚餐喝些清爽豆乳汤，搭配理气的什锦蔬菜咖喱，将一天耗损的热量一次补足。

早餐	午餐	下午茶、点心	晚餐
补气红枣粥 香煎豆腐鸡肉排	鲑鱼炊饭 盐味牛肉炖马铃薯 鹰嘴豆浓汤	坚果南瓜 红枣枸杞鲜奶茶 红糖生姜茶 （3选1）	清爽蛤蜊豆乳汤 什锦蔬菜咖喱

补气红枣粥

补脾强肾的山药，搭配补中益气的红枣及大米，不仅能补元气，还能改善气血循环。

推荐理由

主食中的大米不仅能够补足人体所需元气，改善气虚导致的食欲不振和疲劳无力感。煮成粥品更能让营养被充分吸收，搭配大枣滋养血液，缓解贫血和失眠症状，推荐给同时有气虚与虚寒症状的女性；山药泥有补足肾精的效果，适合有遗精或其他生殖系统疾病的男性。

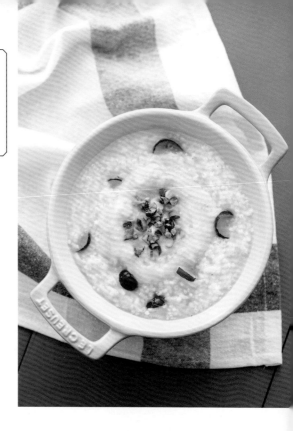

※ 材料

山药60g   大米1/2杯
葱10g   小米2汤匙
红枣4个（15g） 水750mL

※ 调味料
盐适量

※ 做法

1

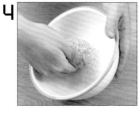

山药洗净后，用厨房纸巾擦干水分，削除外皮，碾成泥状备用。

2

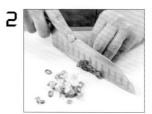

葱洗净、沥干，切成末备用。

3

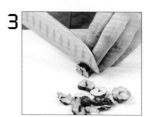

红枣洗净后，用厨房纸巾擦干水分，去核后切成圆片备用。

4

轻轻淘洗大米、小米1~3次，直至水变成清澈状后沥干。

5

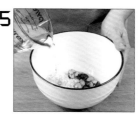

将大米、小米、红枣片倒入内锅中，倒入水，放入电热锅，外锅加1米杯水（分量外），待粥熬好后，续焖10分钟。

6

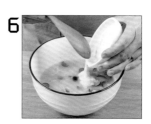

将步骤1的山药泥倒入锅内，再加入盐调味后，撒上葱细末即可享用。

香煎豆腐鸡肉排

帮助女性体内激素分泌达到平衡状态、补足所失之元气。

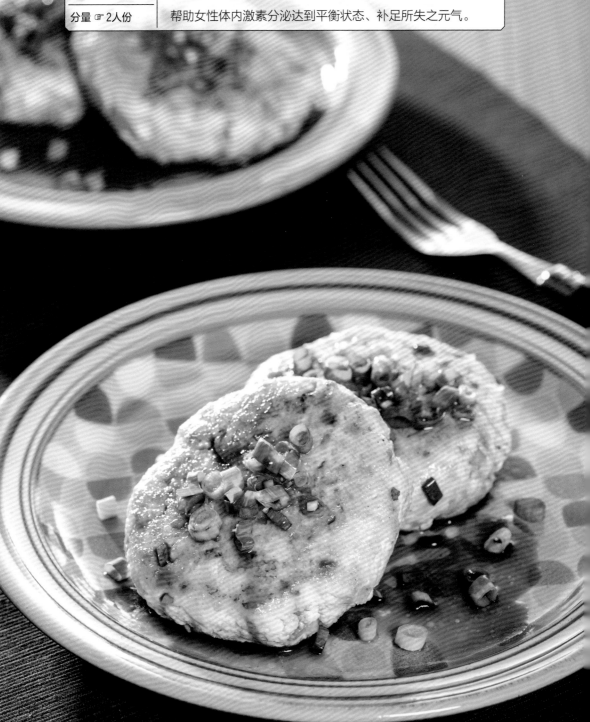

推荐理由

豆腐热量较低、营养价值高，还可提振元气、消除疲劳，加入补气的鸡肉馅，搭配清脆爽口、滋阴健脾的马铃薯，营养均衡又美味，不论是大人小孩都会一口接一口停不下来。

※ 材料
豆腐1/2盒（150g）
马铃薯50g
鸡肉馅100g
面包粉2大匙
橄榄油1大匙

※ 调味料
盐1小匙
白胡椒粉适量

※ 酱汁
小葱10g
白芝麻油1/2大匙
酱油3大匙
白醋1大匙
砂糖1大匙

※ 做法

1
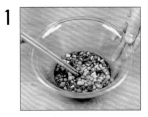
小葱洗净后、切末，并混合酱汁其他材料，均匀搅拌备用。

2
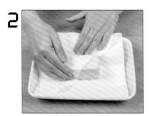
用厨房纸巾将一整块豆腐多余水分吸干备用。

3
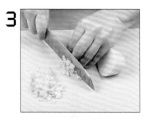
将马铃薯洗净削皮，切成细丝后再切成碎末备用。

4
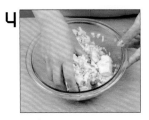
将鸡肉馅、豆腐、马铃薯末放入容器中，依序加入盐、白胡椒粉、面包粉。用手仔细搅拌，充分混合所有食材，将肉及豆腐揉出黏性即可。

5
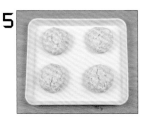
将步骤4的混合物捏成4块圆形的豆腐鸡肉饼。

6
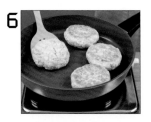
平底锅倒入橄榄油，以小火烧热后，将豆腐鸡肉排依序放入锅中，两面都煎至金黄色熟透为止，盛盘淋上步骤1调配的酱汁即可享用。

鲑鱼炊饭

恢复体力、补足气虚，还有促进母乳分泌之功效。

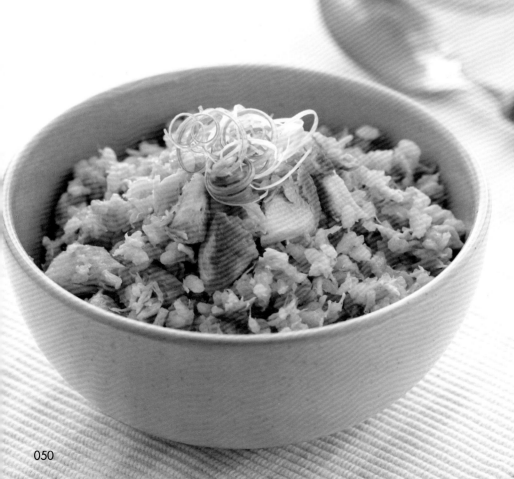

推荐理由

鲑鱼可以消除疲劳、提振体力，改善因为气虚而导致的食欲不振。加入适量的葱丝，巧妙地激发出了鲑鱼本身的清香甜味；是一道仅需30分钟即可快速完成的简单料理！

※ 材料

大米1米杯
葱10g
鲑鱼2片
橄榄油1茶匙
水120mL

※ 调味料

盐适量
味酥2大匙
米酒2大匙
酱油1大匙

※ 做法

1

轻轻淘洗大米1～3次，除去杂质直至水变得清澈后沥干。

2

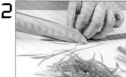

葱洗净后切去头、尾，再冲冷水约10秒钟，沥干水分后切成5厘米长的段，再斜切成细丝状备用。

3

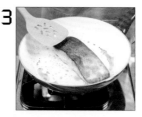

平底锅倒入橄榄油，以小火烧热，放入抹上适量盐的鲑鱼，转中火双面各煎约2分钟，至轻微上色即可。

4

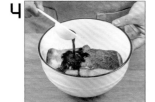

取一内锅，放进洗后的大米及煎后的鲑鱼，倒入味酥、米酒、酱油、盐，再倒入水放入电锅，外锅加入1米杯水（分量外），待米饭蒸熟后，再续焖10分钟。

5

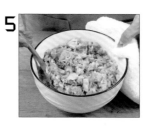

掀开电锅盖，将鲑鱼和米饭搅拌均匀后盛至碗中，撒上葱丝即可享用。

盐味牛肉炖马铃薯

补气的牛肉搭配强化体内脏腑功能的马铃薯，可提高免疫力、延缓老化。

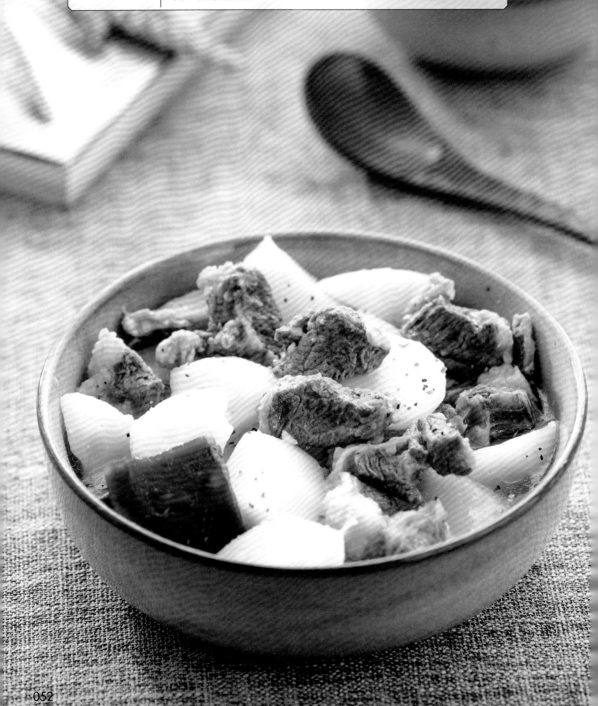

推荐理由

只需要一口锅就能完成的美味料理。牛肉具有活血、补气、提升人体免疫力的功效，加入马铃薯及些许黑胡椒可以促进体内之气循环、改善消化循环，同时温润身体，是冬季必吃的一品！

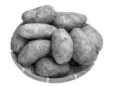

材料

牛肉块（牛腱或牛腩）100g
马铃薯1个（约100g）
橄榄油1小匙
水适量
海带1片（2g）

调味料

味醂1/2大匙
米酒1/2大匙
盐1小匙
黑胡椒碎适量

做法

1
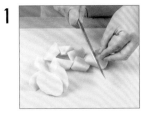
马铃薯洗净削皮，切成滚刀块。

2
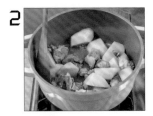
将橄榄油倒入锅中，用小火烧热后，放入牛肉块轻轻拌炒，炒至微微变色后加入马铃薯块继续翻炒。

3
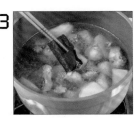
将水倒入锅中没过所有食材，续加入海带（先用厨房纸巾擦拭表面灰尘）、味醂、米酒以及盐调味。

4
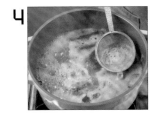
煮沸后撇去表面浮沫。

5
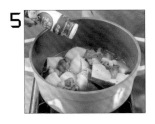
将马铃薯煮软后加入黑胡椒碎提味，入味时即可盛盘；最后可依个人喜好加入黑胡椒碎（分量外）再次调味。

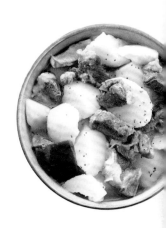

鹰嘴豆浓汤

分量 ☞ 2人份

豆浆能滋阴、通便，搭配含丰富植物蛋白质、钙、镁等矿物质的雪莲子，更加滑顺浓郁，也可以撒些西班牙红椒粉或唐辛子粉（日本料理中一种以辣椒为主要材料的调味料）增添风味。

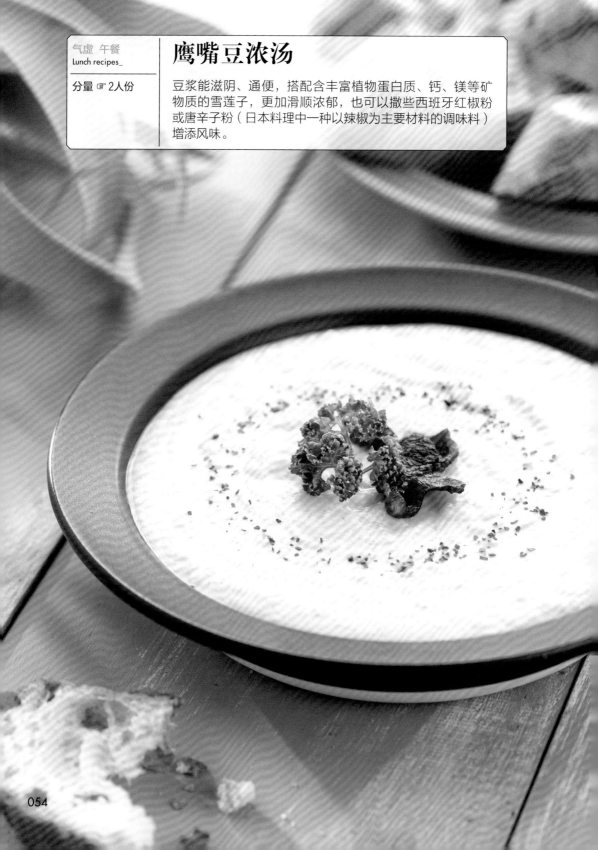

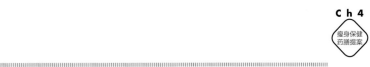
推荐理由

鹰嘴豆（又称雪莲子、埃及豆、鸡豆、桃豆）富含膳食纤维，能增加饱足感，也是素食者最佳蛋白质补充食材，搭配适量橄榄油，可以让人体对抗老化、滋润肺部，是营养美味汤品之一。

※ 材料

鹰嘴豆100g　　姜末适量
培根2大片　　　水150mL
橄榄油1大匙　　味噌1汤匙
蒜末适量　　　　无糖豆浆150mL

※ 调味料

盐1茶匙
白胡椒粉适量
欧芹适量

※ 做法

1

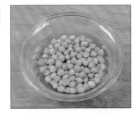

将鹰嘴豆洗净后浸泡，冷藏放隔夜。

2

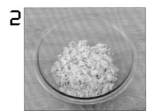

外锅加入1米杯水（分量外）蒸熟，盛出，沥干水，再用料理机打成碎末；培根切成容易入口的大小；欧芹洗净、沥干备用。

3

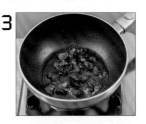

锅中倒入橄榄油，热锅后再放入培根，煸香培根至微焦状，倒出后用厨房纸巾吸干油备用。

4

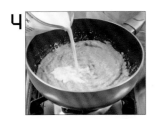

锅中留少许油，以小火爆香蒜末、姜末约3分钟，再将水、鹰嘴豆碎末、味噌、无糖豆浆加入锅中，转中火慢慢搅拌均匀至融合一起。

5

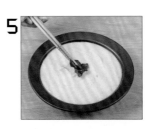

加入盐、白胡椒粉调味，最后将浓汤盛入汤碗中摆上培根、欧芹即可。

坚果南瓜

清蒸过的南瓜，口感清淡并带点香甜滋味，和充满自然香气的坚果及酥脆乳酪一起品尝，好吃极了。

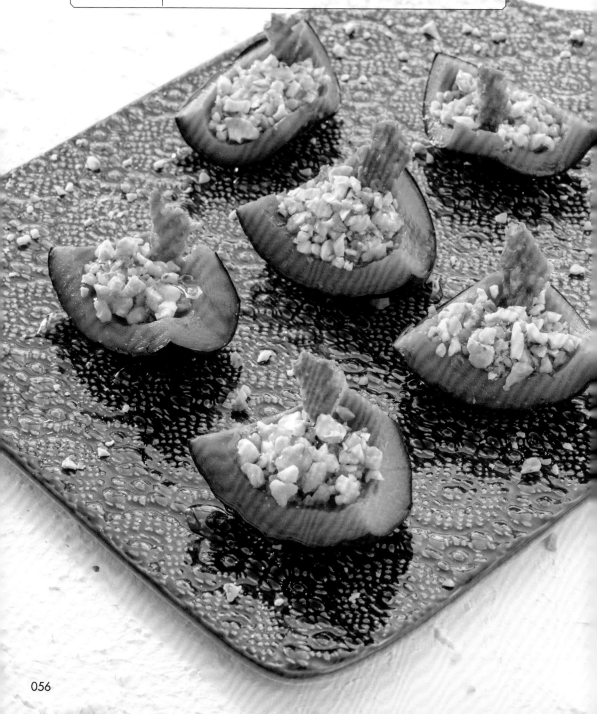

推荐理由

南瓜有丰富的维生素C及胡萝卜素，不仅可以维持肌肤及细胞黏膜健康，有效消解疲劳、改善气虚，还能促进肠胃消化，赋予人体所需元气。

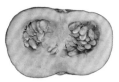 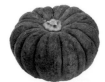

※ 材料

栗子南瓜400g

松子10g

腰果10g

核桃10g

乳酪丝20g

蜂蜜适量

※ 做法

1

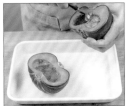

先将南瓜刷洗干净，放入沸水中（分量外）泡5分钟，切开后挖去南瓜子，切成4等份，放电锅外锅加入1米杯水（分量外），蒸熟备用。

2

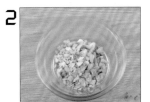

取一平底锅放入松子、腰果、核桃，以小火轻轻拌炒至香味飘出，再用食物料理机（或用小刀切碎）打碎备用。

3

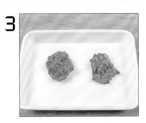

将烤箱预热至250℃，放进乳酪丝烘烤10分钟，取出放凉。

4

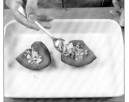

将蒸熟南瓜取出，铺上步骤2的坚果碎，淋上蜂蜜、搭配乳酪片即可享用。

红枣枸杞鲜奶茶

具有滋养功效的蜂蜜搭配红枣、枸杞可暖胃养胃。

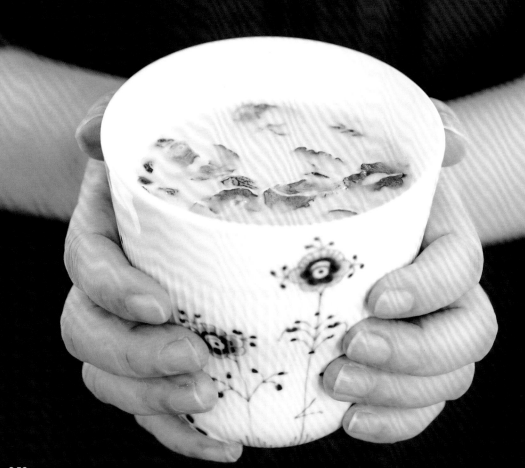

推荐理由

红枣及枸杞皆为具有补气、补血、调整脾胃功能效果之食材，使用蜂蜜腌渍后更能滋养人体。与热牛奶一同享用效果更佳。

⁂ 材料

红枣5个（20g）

枸杞1.5汤匙（约20g）

蜂蜜适量

牛奶600mL

红茶茶包2包

⁂ 做法

1

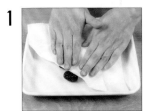

红枣、枸杞洗净后，用厨房纸巾拭干，红枣去核后切圆片。

2

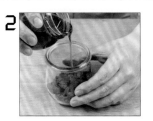

将红枣片、枸杞放入已消毒过的干燥容器中，慢慢倒入蜂蜜盖过红枣及枸杞，盖紧盖子静置约3天。

3

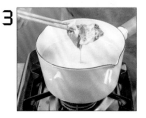

取一小锅，用小火加热牛奶，等锅中微起泡再放入红茶茶包煮1分钟，捞出茶包。

4

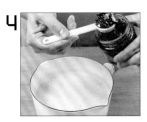

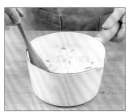

舀2茶匙步骤2的蜜渍红枣、枸杞，放入红茶牛奶中，充分搅拌均匀即可。

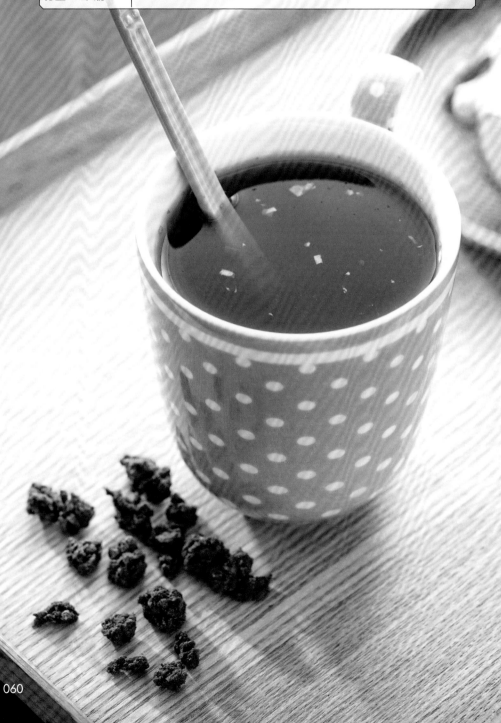

红糖生姜茶

可去寒、暖胃、补充体力，适合肠胃功能不佳的气虚体质者饮用。

推荐理由 ☕

准备红糖生姜茶无需太多繁复的食材，热乎乎的红糖姜茶可消除一整天的疲累，还能提振食欲、除去虚寒、温暖肠胃，改善手脚冰冷等虚寒症状。

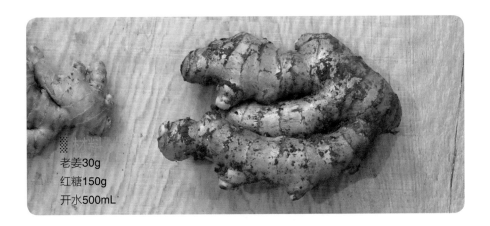

老姜30g
红糖150g
开水500mL

※ 做法

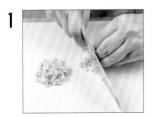

1 老姜洗净、沥干或用厨房纸巾拭干、削皮，先切丝再切成细末。

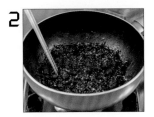

2 将姜末和红糖拌匀，倒入锅中，以小火慢炒至糖汁包裹姜块，关火。

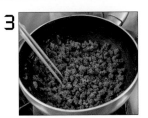

3 放凉后，装入已经消毒的干燥玻璃瓶（或密封罐）中，拧紧瓶盖即成自制红姜糖。

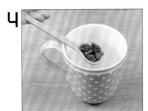

4

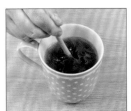

取1大匙红姜糖，倒入热水，充分搅拌至融化即可饮用。

清爽蛤蜊豆乳汤

恢复元气、补充体力的豆浆锅，加入能够滋阴的蛤蜊及补气的山药，养生又美味。

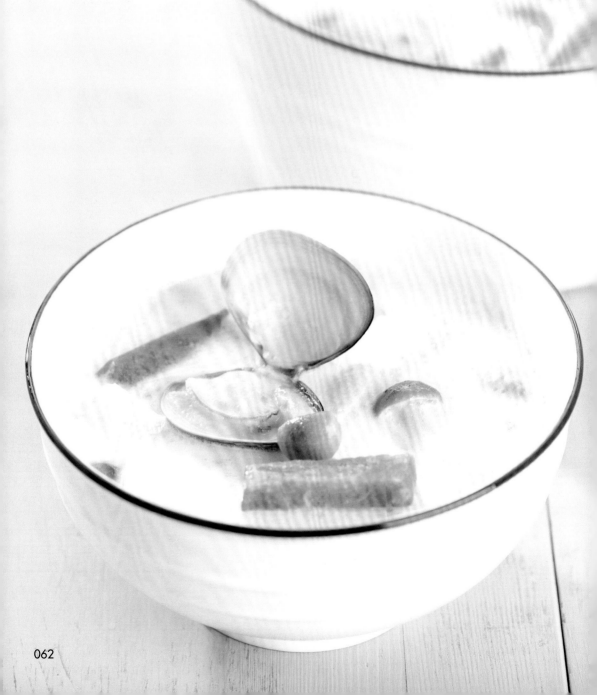

将具有益气功效的豆浆做汤底，加入理气的白萝卜、胡萝卜，搭配上带些咸味蛤蜊的汤品，喝起来格外清爽。不仅能促进代谢、补充营养，还有利水、养颜美容的功效。

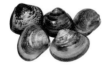

※ 材料

蛤蜊200g	金针菇1/4包
胡萝卜40g	蟹味菇1/4包
白萝卜50g	白芝麻油1汤匙
山药100g	水500mL
姜3片	豆浆200mL

※ 调味料

味噌1大匙
盐1小匙

※ 做法

1

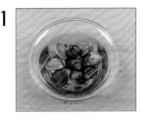

将蛤蜊浸泡于冷盐水（盐15g、水500mL）中，放于阴凉处静置约1小时至完全吐沙后洗净备用。

2

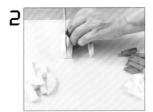

胡萝卜、白萝卜、山药洗净削皮，切成约4厘米长的条状；姜片切细丝；金针菇、蟹味菇剪掉根部，快速冲洗，切成约4厘米长的段剥开备用。

3

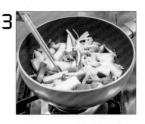

将白芝麻油倒入锅中，放姜丝，开小火加热慢煸；再将菇类放入锅中拌炒，菇类炒至出水后加入胡萝卜条、白萝卜条、山药条及水。

4

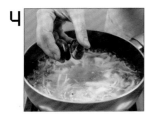

盖上锅盖，转中火煮滚，等到锅中蔬菜皆变软后，加入蛤蜊焖煮3分钟。

5

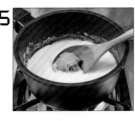

另取一汤锅，倒入豆浆用中火加热，加入味噌一起混合，再加入步骤3的混合物拌匀，最后加盐调味即可。

什锦蔬菜咖喱

彩色的蔬菜加上香浓咖喱，是道促进食欲的完美配菜。

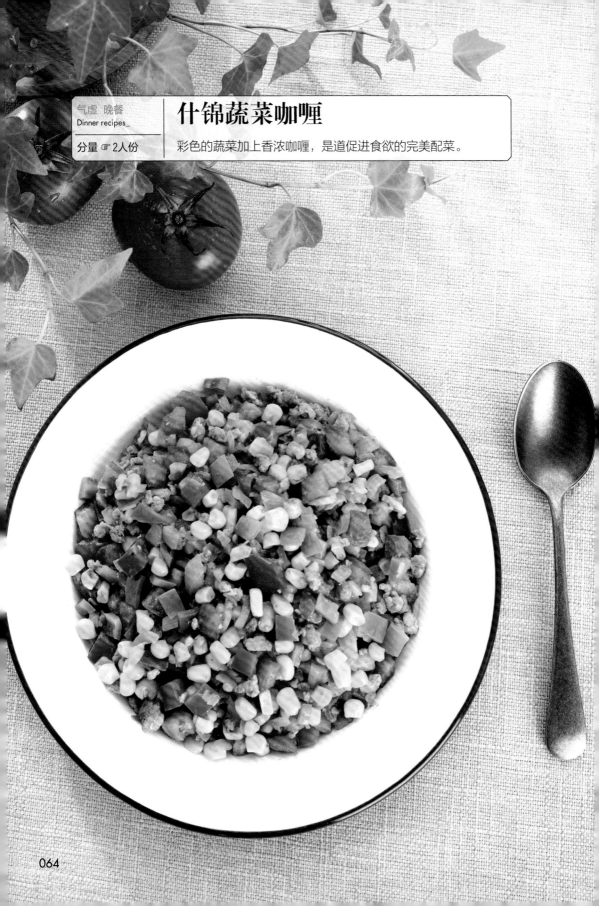

推荐理由 🔍

这是一道只要将食材切一切，一起加入锅中拌炒即可完成的简易料理。丰富蔬菜再加上咖喱可以促进体内新陈代谢、增进食欲，辛香料能帮助身体加速吸收营养成分；缓解气虚导致的虚寒、便秘、贫血症状。

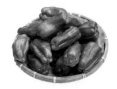
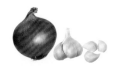

※ 材料
洋葱130g
青椒60g
番茄1个（150g）
大蒜1瓣
橄榄油1大匙
猪肉馅150g
玉米粒50g

※ 调味料
白胡椒粉适量
印度咖喱粉1/2大匙
红糖1/2茶匙
盐1/4茶匙

※ 做法

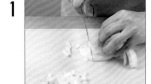

1 洋葱去头、剥皮、洗净、对切后，先顺纹切成细条再切丁；番茄去蒂、洗净、切丁；蒜剥去外皮切成片状备用。

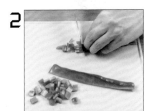

2 将青椒洗净、切开、去子，先切细条再切小丁备用。

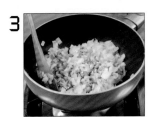

3 平底锅开中火，锅中倒入橄榄油，放入洋葱丁、蒜片爆香，再加入猪肉馅轻轻拌炒，等猪肉馅变色后再加白胡椒粉去腥直到水分炒干。

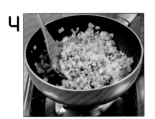

4 加入青椒丁、玉米粒拌炒1分钟后，再放入番茄丁及咖喱粉、红糖调味，以中火烹煮约5分钟，最后加盐调味。

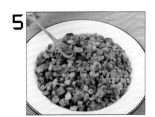

5 盛盘后可以再依照自己的喜好，加入更多的咖喱粉或是其他辛香料来调味。

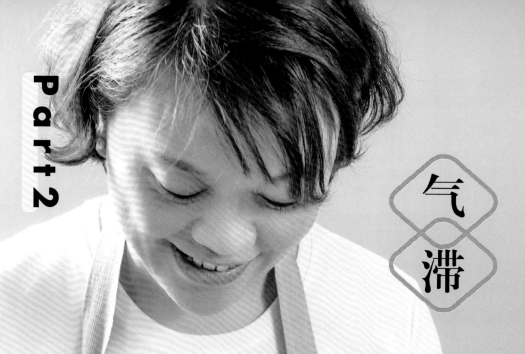

Part 2

气
滞

理气的食材可缓和紧张的自律神经系统，以及亢进的精神状态，能纾解精神上的压力与情绪波动，让情绪逐渐平稳。

若有"气滞"困扰，可以将凉拌鸡胗先做好存放冰箱，隔天早上将煮好的米饭铺满香菜，配着鸡胗一起吃，或将鸡胗夹在饭团里，就是营养且有饱足感的早餐。气滞的人通常生活十分忙碌，可以带走的饭团，绝对是最简便的方式；而午餐一定要选择具备能量又可帮助消化的食物，姜黄与香料的味道可以很好地调和在一起，再加一碗充满紫苏香气的汤品，顿时心情都好了起来！下午时，气滞体质容易动脑过度，清爽的甜品或紫苏苹果饮是最佳选择；晚上则以简单兼具美味的料理结束忙乱的一天。

早餐	午餐	下午茶、点心	晚餐
香菜饭团 凉拌鸡胗	姜黄蛤蜊炊饭 香料炖鸡腿 蛤蜊紫苏汤	银耳佐莓果果冻 紫苏苹果饮 洛神水果茶 （3选1）	白酒鲜虾炒菇 毛豆蔬菜咖喱汤

香菜饭团

具有理气、提升食欲的香菜，搭配米饭营养价值高。

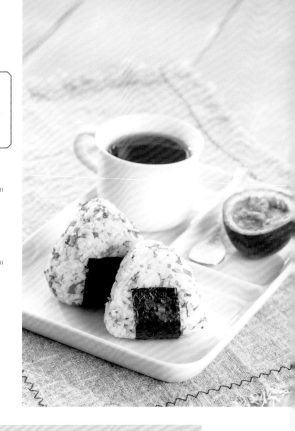

推荐理由 🔍

香菜的香气可舒缓因为气滞而生的情绪不快感，改善消化不顺，夏季食欲不振或是秋季热邪堆积于体内等问题。

※ 材料

大米1米杯

水180mL

香菜35g

海苔2片

※ 调味料

盐1/2小匙

白芝麻油2小匙

※ 做法

1

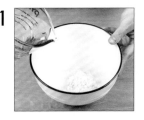

轻轻淘洗大米1～3次，直至水变成清澈状后沥干，取一内锅加入洗净大米，倒入水，放入电锅，外锅加1米杯水（分量外）后将饭蒸熟。

2

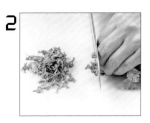

香菜洗净去蒂、摘除黄叶沥干（或用厨房纸巾拭干），切成碎末备用。

3

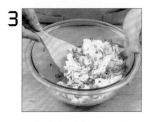

取出电锅中的米饭放入调理碗，加入白芝麻油、香菜碎末，一起搅拌均匀。

4

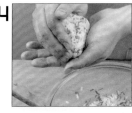

把步骤3中的米饭均分为2等份，捏成三角形的饭团。

5

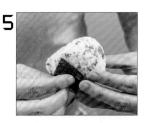

最后再用1片海苔包起来即可。

凉拌鸡胗

鸡胗独特的弹牙感搭配上生姜、葱白、八角及豆瓣酱等调味，与大米饭是最完美的结合。

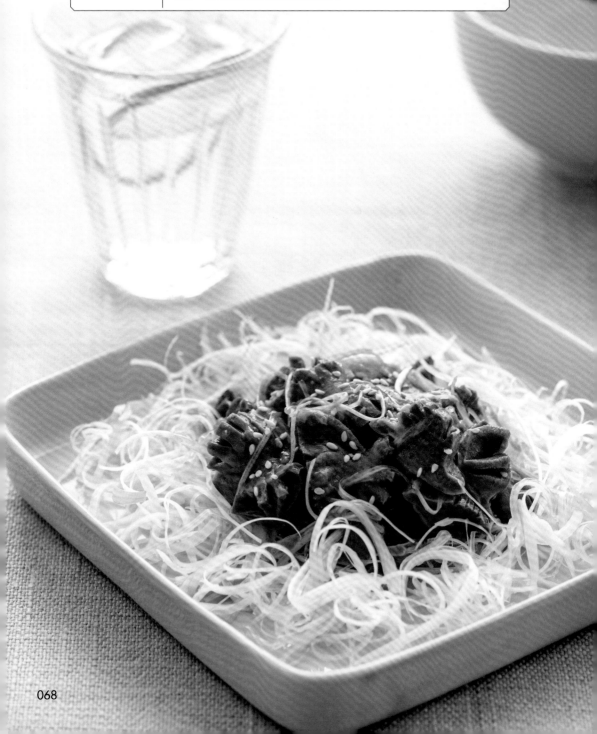

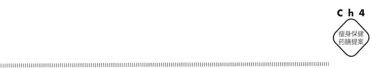

推荐理由

因为气滞而有腹胀、消化不良症状的人，适合多吃具有消积健脾作用的鸡胗；加入些许辛辣的调味料也能温润肠胃、促进胃肠功能顺畅。烹饪方法简单，可以是主菜，也适合作为下酒菜。

▨ 材料

鸡胗200g	月桂叶2片
盐适量	葱1根
八角1个	水400mL
姜2片	

▨ 调味料

米酒1汤匙

绍酒1汤匙

白芝麻油1/2汤匙

豆瓣酱适量

白芝麻适量

▨ 做法

1

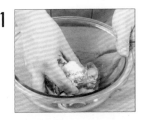

先将鸡胗简单清洗，再抹上盐用力搓洗鸡胗，去除鸡胗上的油脂与黏膜后，再以清水搓洗干净，除去所有脏污，沥干水分。

2

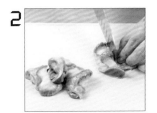

将鸡胗切花刀，利于煮熟入味；葱洗净去头，先切5厘米长的段，葱白、葱叶切成细丝后泡冷水备用。

3

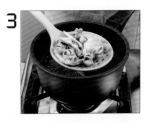

取一小锅，加入七分满的水（分量外）、米酒、姜片，以中火加热至沸腾后，放入鸡胗，煮熟后捞起沥干备用。

4

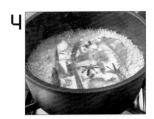

另取一锅，倒水，加入绍酒、葱段、八角、月桂叶和鸡胗，以大火煮沸，再转小火焖煮10分钟，关火放凉。

5

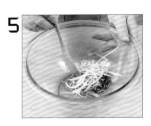

将白芝麻油、豆瓣酱、白芝麻、葱白丝放入调理碗中充分搅拌。

6

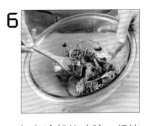

加入冷却的鸡胗一起拌匀，最后铺上剩下的葱白丝（用厨房纸巾拭干水分）即可。

姜黄蛤蜊炊饭

利用姜黄来促进身体循环、缓解胸闷、肩颈酸痛等不适感。

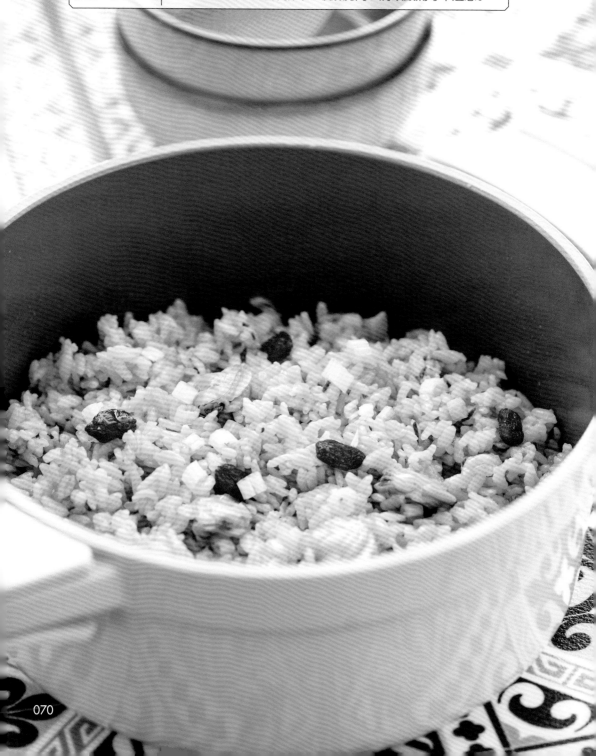

推荐理由

枸杞具有养护肝脏的作用，可保护视力、预防贫血及眼睛酸痛，改善气滞血瘀体质。搭配带咸味的蛤蜊可清热，消除因为气滞而生之紧张情绪。

※ 材料

大米1米杯
蛤蜊150g
枸杞少许
姜黄5g
橄榄油1汤匙
水150mL
芹菜丁适量

※ 调味料

酱油1汤匙
米酒1汤匙

※ 做法

1
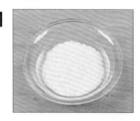
轻轻淘洗大米1～3次，除去残渣直至水变成澄清色，浸泡20分钟备用。

2
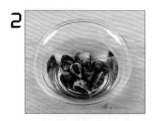
将蛤蜊浸泡于冷盐水（15g盐、500mL水）中，放于阴凉处静置约1小时至完全吐沙后洗净备用，浸泡过程中水若变得太浊，可以更换新的盐水继续浸泡。

3
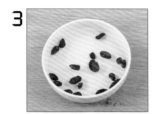
枸杞洗去杂质后，再浸泡于冷开水中；姜黄洗净擦干切碎。

4
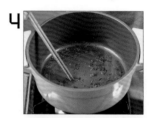
将橄榄油倒入平底锅中，以小火加热，放入姜黄仔细拌炒，直到将橄榄油加热至变黄即可。

5
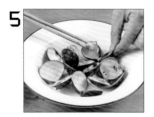
倒入蛤蜊拌炒，3～5分钟后将已开壳的蛤蜊肉取出备用。

6
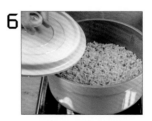
将泡好的米放入锅内，倒入浸泡米的水、酱油、米酒，以中火煮8分钟，关火再闷8分钟。

7
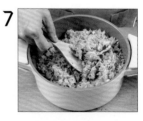
在煮饭完成前5分钟加入步骤5的蛤蜊肉、芹菜丁，最后加入枸杞（用厨房纸巾拭干）拌匀即可。

香料炖鸡腿

八角的香气搭配鸡腿的香嫩口感，营养又可口。

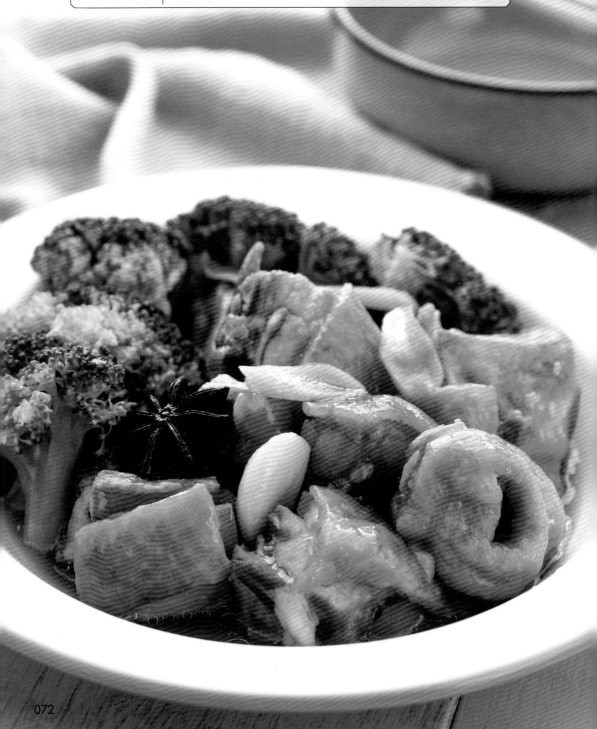

生姜、大蒜、八角和月桂叶熬煮出来的汤汁，不仅能增添食材香气，也有理气的作用。鸡腿肉则有补充元气的效果，吃上一口能消除水气、温暖身体。

▨ 材料

姜8g

大蒜2瓣

鸡腿1个（约190g）

西蓝花1/2个

八角2颗

月桂叶2片

水可淹过材料的量

▨ 调味料

冰糖1/2汤匙

味醂1/2汤匙

酱油1 1/2汤匙

米酒1/2汤匙

盐1茶匙

▨ 做法

1

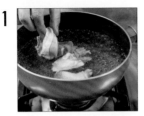

将鸡腿洗净、沥干水分，放入一锅煮沸的水（分量外）中汆烫5分钟，捞起沥干水分；姜洗净、擦干水分后切薄片；大蒜去皮备用。

2

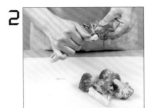

将西蓝花洗净、去根部、切成方便食用的大小，削掉茎部粗皮。在锅中倒入适量的水（分量外），中火煮开后再加1茶匙盐，放入西蓝花汆烫，烫熟后捞出沥干水分备用。

3

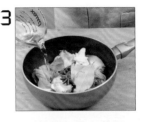

取一炖锅，放入鸡腿、所有调味料、嫩姜片、蒜、八角、月桂叶，再倒入可以盖过食材的水。

4

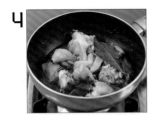

盖上锅盖，以中火煮沸后再炖15分钟（若放置于压力锅中炖，则只需5分钟）。

5

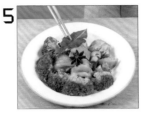

盛盘，铺上汆烫好的西蓝花即可享用。

蛤蜊紫苏汤

具有镇静作用的蛤蜊，搭配上青紫苏食用，具有理气的
作用。

推荐理由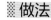

蛤蜊具有滋养肝脏、稳定因为气滞而导致的情绪不稳的作用。酌量加入促进气血循环的青紫苏，可让蛤蜊汤味道更清爽，更有层次感，改善气滞的效果也更好！

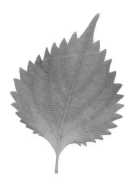

材料
蛤蜊200g
青紫苏2片
水600mL

调味料
盐1/2茶匙
酱油少许
米酒1汤匙

▒ 做法

1

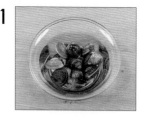

将蛤蜊浸泡于冷盐水（15g盐、500mL水）中，放于阴凉处静置约1小时至完全吐沙后洗净备用，浸泡过程中若水变得太浑浊，可以更换新的盐水继续浸泡。

2

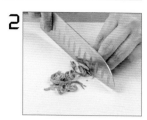

青紫苏洗净、沥干，再切成细丝状备用。

3

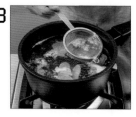

将水倒入汤锅中用中火煮沸，沸腾后将蛤蜊放入汤锅中继续煮。等到蛤蜊外壳打开皆呈现半开状态时，用汤勺撇去表面的杂质。

4

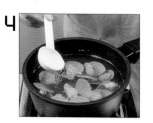

再加盐、酱油、米酒一起调味。

5

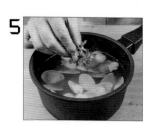

将青紫苏丝均匀加入汤锅中即可。

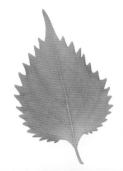

银耳佐莓果果冻

冰冰凉凉的香甜银耳果冻，清爽又健康。

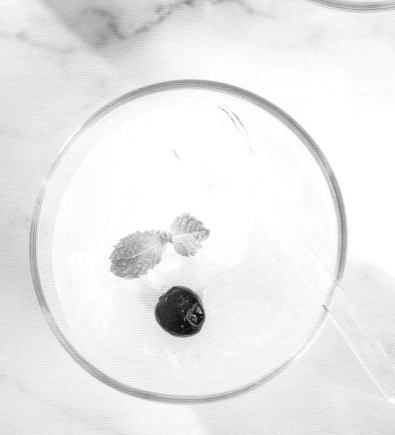

推荐理由

银耳果冻不仅适合减肥的人食用，还可以提升肺脏功能，改善因为气滞而生的皮肤干燥、便秘以及咳嗽问题。加上富含维生素C的水果，让视觉、味蕾同时获得大满足。

▒ 材料

干银耳6g
洋菜粉2g
水400mL
冷冻蔓越莓适量
薄荷叶2片

▒ 调味料

蜂蜜60g
白砂糖适量

▒ 做法

1
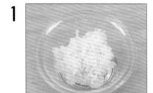
银耳放入冷开水（分量外）中，泡发后拧干切小块。

2
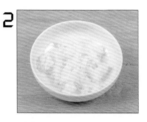
将银耳块和水放入电锅，外锅加入1米杯水（分量外）蒸煮。

3
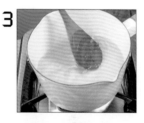
将蒸好的银耳（连水）、洋菜粉、蜂蜜、白砂糖一同倒入小锅中，以中火加热拌匀，煮沸后关火。

4
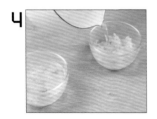
取汤杯，先加少许银耳（还要留一些，不要全部放入），在其微热时注入透明碗中使其定形为果冻状。

5
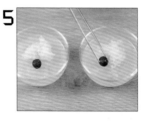
将剩余的银耳与蔓越莓、薄荷叶放在果冻上作为装饰即可。

紫苏苹果饮

午后喝一杯净化身体的紫苏苹果饮,神清气爽!

※ 材料
紫苏叶50g

水1000mL

※ 调味料
苹果醋1汤匙

蜂蜜2汤匙

※ 做法

1 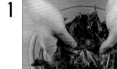 将紫苏叶洗净、沥干水分,或用厨房纸巾拭干。

2 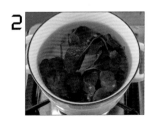 取一汤锅,放入紫苏叶、倒水,盖上锅盖,以中火煮10分钟。

3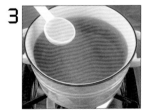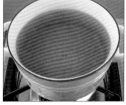

关火再捞出紫苏叶,稍降温后加入苹果醋、蜂蜜,拌匀调味即可饮用。

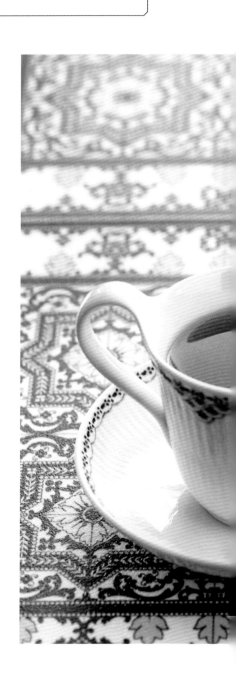

推荐理由 ☕

苹果醋具有补充气血、促进体内气血水循环的功效，能够缓解因气滞而生的便秘、水肿、肌肤粗糙、疲倦无力感；蜂蜜可益气补中、润肺止咳；紫苏汁具有安胎作用，适合孕妇饮用，更是预防夏季倦怠症的最佳饮品之一。

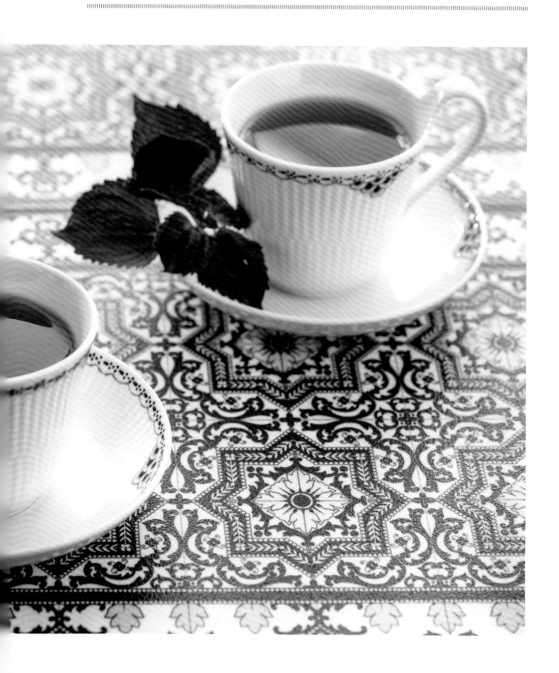

洛神水果茶

烦躁、紧张时，来杯洛神水果茶，清心降火。

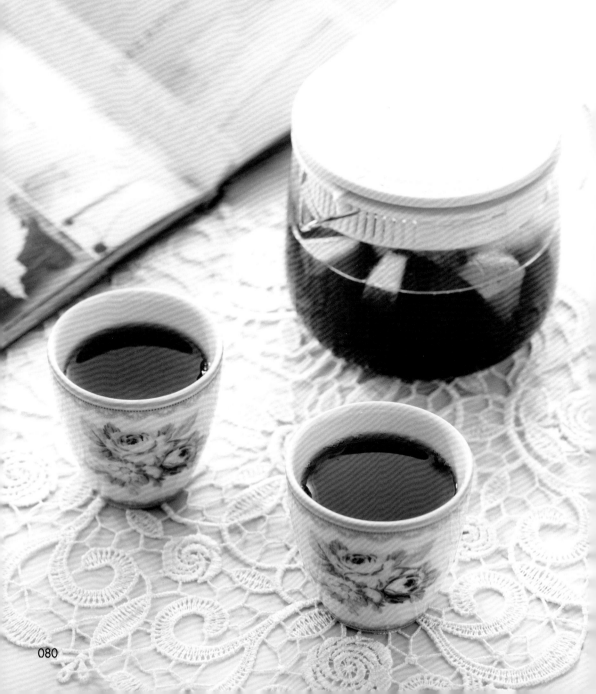

推荐理由 ☕

洛神、山楂、乌梅具有理气、促进血液循环、消除疲劳的功效。可平衡血脂、促进消化、解毒利水，能解除身体的倦怠感，尤其对男性饮酒过量者有缓解作用。

▒ 材料

干洛神花10g
山楂1g
乌梅5g
水600mL
猕猴桃、柳橙、苹果适量

▒ 做法

1

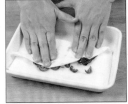

干洛神花、山楂用凉开水（分量外）漂洗，用厨房纸巾拭干。

2

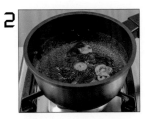

准备一口小锅，加入洛神花、山楂和乌梅，倒入水，以中火煮沸后再熬煮10分钟。

3

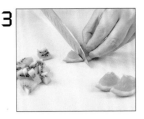

将猕猴桃、柳橙、苹果都洗净擦干，将猕猴桃去皮、切丁，将柳橙、苹果对切成两半后去子、切丁。

4

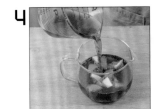

将步骤3的水果丁放入壶中，放入洛神、山楂，以及乌梅水即可。

白酒鲜虾炒菇

净化血液、促进身体循环的一道健康料理，女性可以多食用，养颜美容又美味。

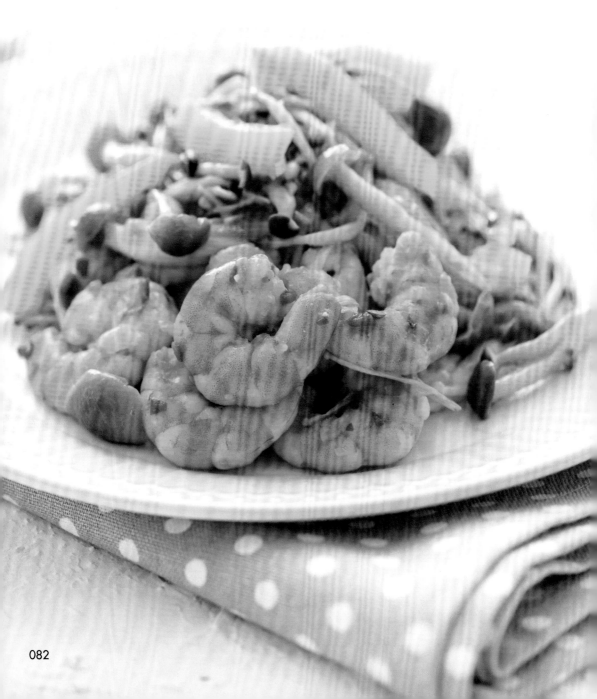

推荐理由

鲜虾和菇蕈都具有提振气力的效果，适合因为气滞而导致的疲倦无力者食用；两种食材都有促进代谢的效用，减肥人士也可以放心享用喔！

※ 材料

白虾10个（约120g）
大蒜2瓣
红辣椒末20g
蟹味菇1/2包（约100g）
金针菇1/2包（约100g）

洋葱1/4个（约50g）
黄色甜椒1/4个
橄榄油1汤匙

※ 调味料

白葡萄酒25mL
盐1/2茶匙
白醋1茶匙
黑胡椒碎少许

※ 做法

1
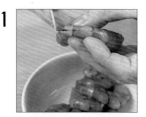
将白虾洗净、沥干，剪虾头、须、剥掉虾壳，用牙签挑出虾线。

2
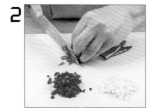
大蒜去皮后切碎；辣椒洗净、去柄、去子、切碎；蟹味菇、金针菇去根，快速冲洗后切成约4厘米长的段，撕开备用。

3
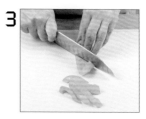
将洋葱剥除外皮，洗净后切成5厘米长的条状；黄甜椒洗净、切开、去子，斜切成4厘米长的条状备用。

4
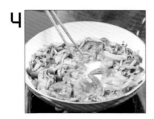
取一平底锅，倒入橄榄油、小火烧热后，爆香蒜末、红辣椒末至香气飘出后，加入蟹味菇、金针菇、洋葱条，转中火拌炒至出水，放入虾仁继续翻炒，待虾仁变色再倒入白葡萄酒煮到酒精挥发。

5
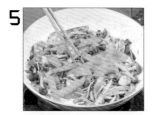
最后放入黄甜椒条快速拌炒，加盐、白醋、黑胡椒碎调味后即可。

毛豆蔬菜咖喱汤

补中健胃的毛豆搭配猪肉馅，加入各式蔬菜，就是风味极佳的浓郁汤品。

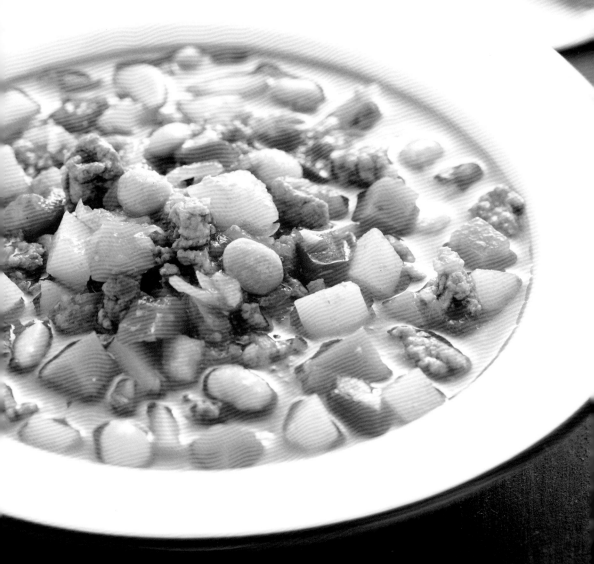

推荐理由

毛豆和带有辛辣味的咖喱调味粉，可以促进体内气血循环，改善因为气滞而导致的浮肿、关节疼痛或是肌肉疼痛等不适感。加入胡萝卜、洋葱、番茄等鲜美蔬菜，更为这道汤品营养加分！

材料

马铃薯1个（约200g）　毛豆80g
胡萝卜50g　橄榄油1大匙
番茄1个　猪肉馅120g
洋葱1/2个（约100g）　水150mL
大蒜3瓣

调味料

盐1/4小匙
印度咖喱粉1/2大匙
鱼露1/4茶匙
味噌1/4茶匙

做法

1

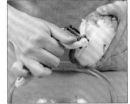

马铃薯、胡萝卜洗净、削皮，切成宽约1厘米见方的小丁状；番茄去蒂后洗净，亦切成小丁状。

2

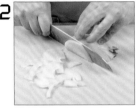

洋葱剥去外皮洗净，对切成两半后切丝；大蒜去皮后切成薄片。

3

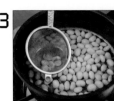

将毛豆先放入沸水（分量外）中汆烫2分钟，将薄皮捞出后沥干水分备用。

4

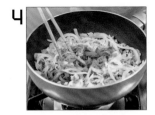

另取一锅倒入橄榄油，开中火热锅，放入蒜片、洋葱丝爆香，再加入猪肉馅轻轻拌炒，等到洋葱丝轻微变色之后加盐、印度咖喱粉拌匀调味。

5

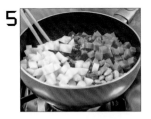

将胡萝卜、马铃薯丁、毛豆放进锅中一起拌炒1分钟后，再加入番茄丁和水，盖上锅盖，焖煮约7分钟至马铃薯变得软烂。

6

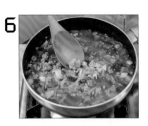

打开锅盖加鱼露、味噌调味，均匀搅拌后尝尝味道，若不够咸可以再加适量的盐（分量外）。

Part3

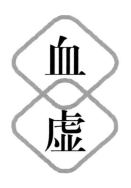

血虚

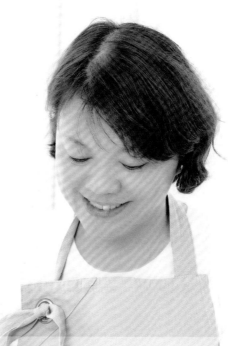

　　补血料理能提供血虚体质者身体所需要的营养，滋润身体、增加肌肤光泽度，并具有安眠效果。

　　平时可多摄取补血的食材，早晨可以先以牛肉粥补充体力，使自己容光焕发，再搭配一碟鲔鱼炖煮的小菜，增添许多活力；午餐时，热腾腾的人参鸡汤加上一碗牛蒡饭，再加上营养满分的牡蛎，就足以让气血循环加强。当下午活力逐渐减退时，适时喝杯黑米豆乳，补充精神、力气；晚餐可食用坚果汤品和补血的翡翠中卷，让夜晚持续养血、藏血。

早餐	午餐	下午茶、点心	晚餐
牛肉菠菜粥 炖煮鲔鱼秋葵	猪肉牛蒡拌饭 橄榄油渍牡蛎 黄花菜人参鸡汤	橙香胡萝卜酱 黑枣红茶 黑米豆乳 （3选1）	腰果排骨汤 翡翠中卷

牛肉菠菜粥

补血的牛肉和富含铁、钙质及维生素的菠菜最速配，每一口都好滋味。

推荐理由

滋阴养血的牛肉搭配具有补血、理气功效的菠菜，不仅可提振食欲，促进肠道蠕动，利于排便，帮助消化，还能改善贫血不适症状。

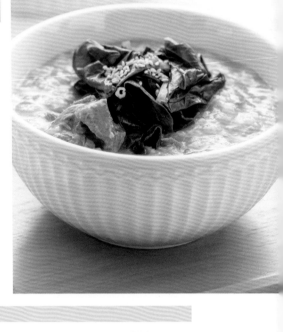

※ 材料
大米1/2米杯
水950mL
牛肉丝100g
菠菜100g

※ 腌料
味醂1/2汤匙
白胡椒粉少许
酱油1/2汤匙

※ 调味料
盐1小匙
白胡椒粉适量
白芝麻适量

※ 做法

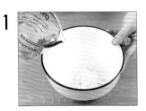

1 轻轻淘洗大米1~3次，直至水变成清澈状后沥干。取内锅加入洗净的大米倒入水后放入电锅，外锅加1米杯水（分量外），煮成白粥。

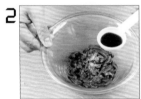

2 将牛肉丝放入调理碗中，依序加入全部腌料。

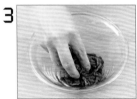

3 用手充分抓匀，腌制30分钟备用。

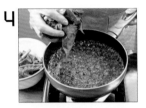

4 菠菜去根后洗净，切成3厘米长的段，入滚水中（分量外）氽烫约10秒钟，捞出沥干水分备用。

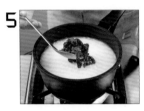

5 盛出白粥，以中火加热，再放入腌好的牛肉丝拌匀、煮熟。

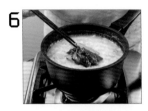

6 最后加入氽烫好的菠菜、盐、白胡椒粉及白芝麻调味即可享用。

炖煮鲔鱼秋葵

补肾益精的鲔鱼加上提振胃口的秋葵，营养满分又美味！

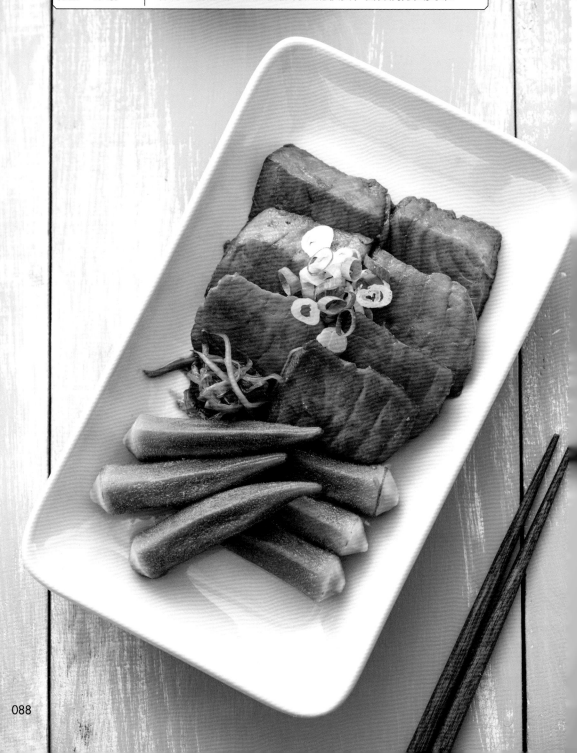

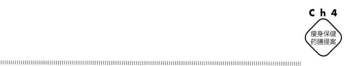

推荐理由

富含蛋白质及氨基酸的鲔鱼，还有健脾、补血及明目的功效，容易消化，是大人、小孩都适合多吃的食材；秋葵里有丰富的铁质、钙质和其他的营养成分，可以预防贫血，男性多吃秋葵也能壮阳补肾。

※ 材料

鲔鱼1片（约300g）	秋葵80g（约6根）
姜5g	橄榄油1汤匙
葱10g	水50mL

※ 调味料

米酒2大匙

酱油1大匙

味酥1大匙

※ 做法

1

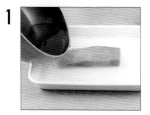

先将鲔鱼用滚烫热水（分量外）冲洗，取出用厨房纸巾拭干水分，再切成容易食用的大小备用。

2

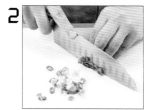

将姜洗净，切薄片后再切成细丝；葱去头尾洗净沥干，切成葱花备用。

3

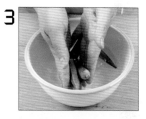

将秋葵放在容器中，加入适量盐（分量外）轻轻搓揉，将秋葵表面的绒毛搓掉，再用清水反复冲洗，切蒂后备用。

4

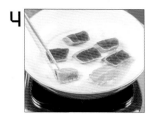

平底锅中倒入橄榄油，以中火将鲔鱼双面煎至金黄、香味释出。

5

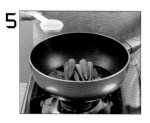

另取一锅，将水、米酒、姜丝、秋葵和煎过的鲔鱼放入锅中，盖上锅盖，以中火炖煮约8分钟，再加入酱油、味酥调味。

6

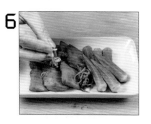

将锅中料理盛盘，依个人喜好撒上葱花即可享用。

猪肉牛蒡拌饭

含B族维生素的猪肉、可补血的胡萝卜，加上可滋养肾脏的牛蒡，可充满提升气力、补充营养。

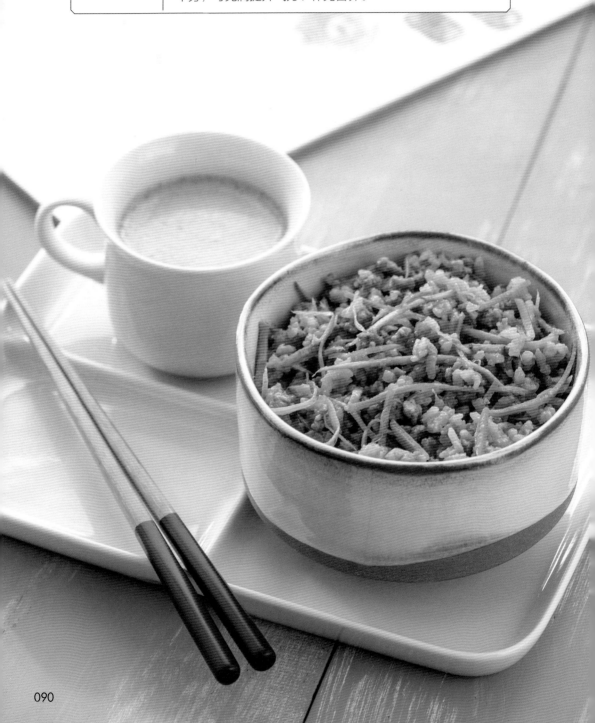

补肝明目的胡萝卜含有丰富的胡萝卜素、矿物质，有补气血的作用，适合过度疲倦、体弱贫血者。含有优质蛋白质的猪肉也可以用乌骨鸡肉代替，一样美味。

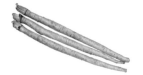

※ 材料

大米1/2米杯	橄榄油1/2大匙	
白醋1茶匙	姜末（嫩姜）20g	
胡萝卜20g	猪肉馅150g	
牛蒡60g	水100mL	

※ 调味料

酱油1.5汤匙
味醂1汤匙

※ 做法

1

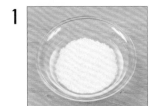

轻轻淘洗大米1~3次，直至水变成清澈状后沥干备用。

2

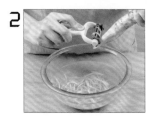

将凉白开倒入容器中（分量外，约六分满），白醋调匀成白醋水；将胡萝卜、牛蒡洗净、削皮再刨成丝状，放入白醋水中浸泡，静置约5分钟捞起，用厨房纸巾拭干备用。

3

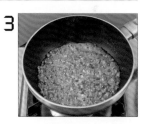

取一平底锅，倒入橄榄油，小火爆香姜末，再加入猪肉馅拌炒，炒至变色后倒入水、酱油、味醂调味，盖上锅盖，转中火焖煮约5分钟。

4

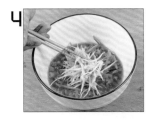

内锅加入洗净白米，倒水后放入电锅中，加入步骤3的猪肉馅汤汁及胡萝卜丝、牛蒡丝，外锅加1米杯水（分量外）。

5

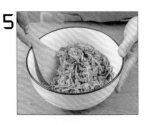

待米饭蒸熟后，焖10分钟，打开电锅盖搅拌均匀，吃时再铺上一些姜丝（分量外）即可。

血虚 午餐
Lunch recipes_

橄榄油渍牡蛎

分量 ☞2人份

牡蛎与橄榄油很搭配，是一道可宁心安神的鲜美料理。

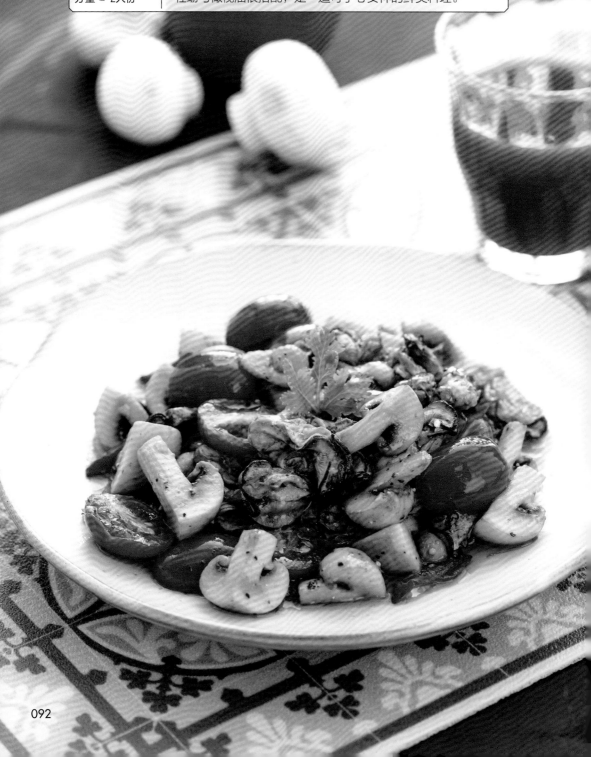

牡蛎被称作海洋中的牛奶，不仅能滋补强壮、滋阴补血，亦可改善心浮气躁、失眠、眼睛干痒、身体虚寒或其他因为压力过大导致的不适症状。搭配橄榄油除了能润燥，还能净化血液。

※ 材料

牡蛎200g

口蘑6个（90g）

圣女果6个（75g）

大蒜2瓣

辣椒20g

香菜适量

橄榄油5汤匙

※ 清洗牡蛎

盐1汤匙

淀粉1汤匙

※ 调味料

黑胡椒碎适量

盐1茶匙

※ 做法

1

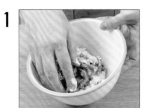

牡蛎放置于调理碗中，将盐、淀粉加入，用手轻轻搅拌混合，再加入适量冷水（分量外）仔细清洗牡蛎。来回仔细冲洗2~3次后，用厨房纸巾拭去牡蛎上的水分。

2

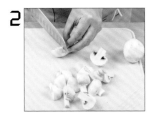

口蘑洗净后，将每个口蘑都切成如图所示的块状，圣女果洗净后对切成两半。

3

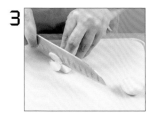

大蒜去皮切薄片；辣椒洗净、去蒂、去子后切斜片；香菜洗净、去柄、择去黄叶沥干（或用厨房纸巾拭干），切成碎末备用。

4

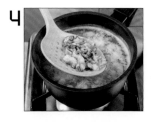

取一锅水（分量外），煮沸后，放入牡蛎汆烫1分钟，捞起沥干水分备用。

5

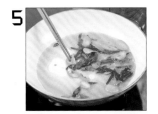

另取一平底锅，倒入橄榄油、蒜片以及辣椒片，以小火加热爆香。

6

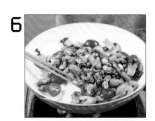

加入口蘑片，炒熟后加入圣女果和牡蛎，继续拌炒1分钟。

7

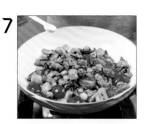

加黑胡椒碎、盐调味，最后依照个人口味撒上适量的香菜末即可。

黄花菜人参鸡汤

分量 ☞ 2人份 | 补气血、延年益寿的人参搭配铁质丰富的鸡肉，炖煮成暖乎乎的养生汤品。

※ 材料
带骨鸡腿1只（约200g）
黄花菜10g
干香菇2个
姜5g
西洋参片+参须10g
水1500mL

※ 腌料
酒酿1汤匙

※ 调味料
盐1茶匙
黑胡椒碎适量
绍酒1汤匙

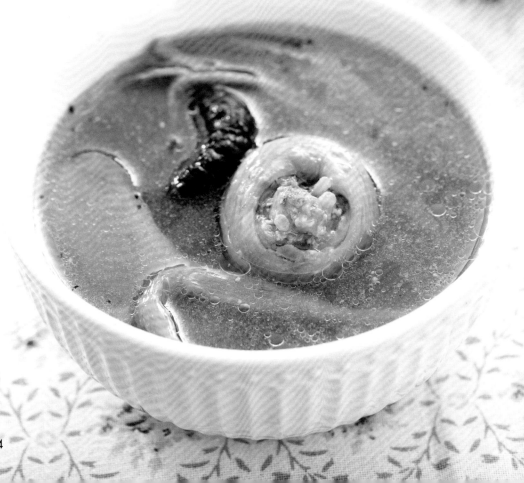

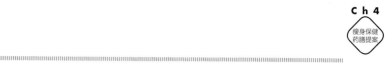

补充气血的药膳鸡肉锅，不但能养血明目，还能改善因血虚而导致的眼睛干痒、视力低下等症状；加入西洋参、参须、香菇等补气类食材，经过炖煮后，营养成分完全释放，是道在寒冷的冬季中必吃的料理。

※ 做法

1

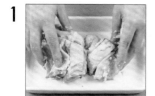

料理前一天先将酒酿均匀涂在鸡腿肉上，用保鲜膜包裹后，放冰箱冷藏一晚。

2

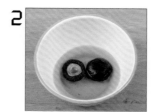

将黄花菜、干香菇洗净后浸泡冷水，泡发后捏干备用。

3

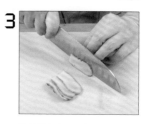

将姜洗净、擦干，切成薄片备用。

4

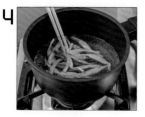

将水倒入锅中，倒至七分满，煮沸后，放入黄花菜汆烫约2分钟，捞起沥干备用。

5

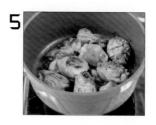

另取一汤锅以小火加热，放入腌鸡腿肉，煎至两面微焦、香气逸出。

6

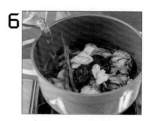

将除调味料之外的全部食材放入汤锅中，盖上锅盖，用中火加热，当锅内开始沸腾后转为小火，继续炖煮20分钟左右。

7

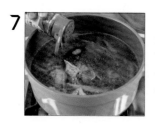

掀开锅盖，加盐、黑胡椒碎调味，关火、盖上锅盖闷30分钟，最后淋上绍酒增添香气即可。

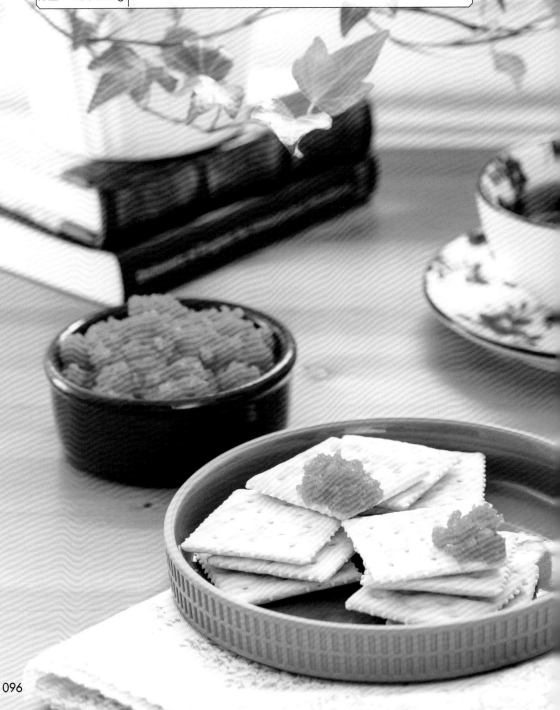

橙香胡萝卜酱

香甜、绵密、带些果香的胡萝卜酱，和苏打饼干一起享用，很适合当下午茶点心。

推荐理由

胡萝卜具有缓解因为肝血不足而生的眼睛干痒、夜盲症、疲劳不适感等问题，同时能促进肠胃蠕动、提振食欲，与油类一同摄取更能加强营养吸收力；加上一些柳橙汁也能促进体内气血循环，是道能提升肝脏机能的抹酱。

▒ 材料
胡萝卜130g
柳橙2个

调味料
砂糖3汤匙
麦芽糖1汤匙

▒ 做法

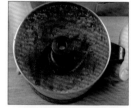

1 胡萝卜洗净、擦干、削皮、切块，用食物料理机打成碎末状备用。

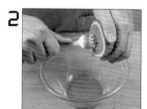

2 柳橙洗净、擦干，切开后挤出柳橙汁。

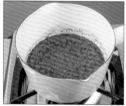

3 取一小锅放入胡萝卜碎末、柳橙汁、砂糖，以小火熬成橙香胡萝卜酱（必须细心搅拌避免烧焦）。取出放凉后，装入已消毒过的干燥玻璃瓶（或密封罐）中，拧紧瓶盖即可放冰箱冷藏。

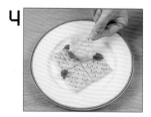

4 舀出想吃的分量，涂抹在苏打饼干上即可。（没有吃完的橙香胡萝卜酱要放冷藏，舀酱的汤匙要干净，不能沾水或油）。

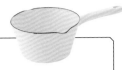

血虚

下午茶、点心

Desserts recipes_

分量 ☞ 1人份

黑枣红茶

"补血圣品"的黑枣热红茶,搭配酸奶一起享用吧!

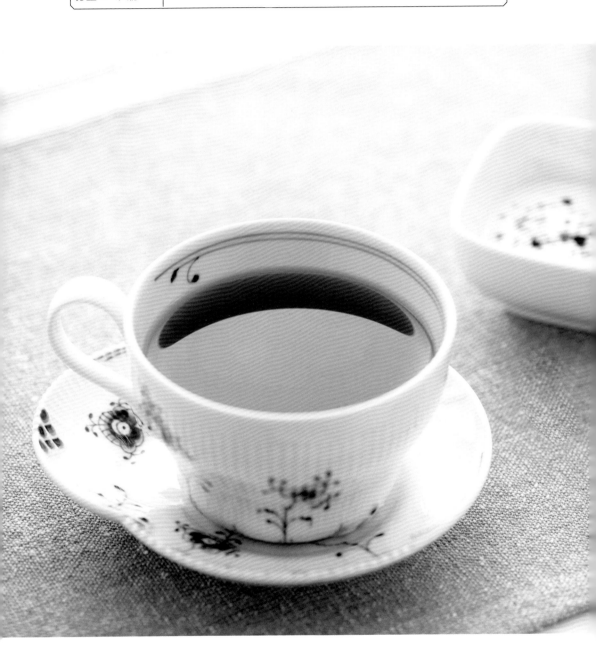

推荐理由 🍵

补中、养血的黑枣大多用于调理贫血症状上，饭后来一杯热热的黑枣红茶，不仅可以去油解腻、促进消化，还能安定心神、降血压、提高人体免疫力、预防骨质疏松或是贫血症状。

▧ 材料
黑枣干20g
蓝莓干15g
红茶茶包1小袋
水300mL

▧ 调味料
砂糖2茶匙

▧ 做法

1
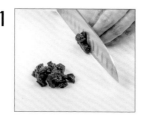
将黑枣干都切碎。

2
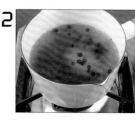
取一小锅放入黑枣干、蓝莓干，倒水后中火煮开续煮5分钟入味。

3
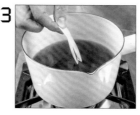
加入红茶茶包煮约1分钟取出茶包。

4
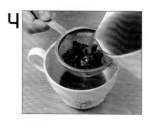
过滤黑枣渣、蓝莓干，取其茶汤。

5
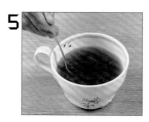
饮用时加砂糖调味即可。

黑米豆乳

有效改善贫血以及肌肤粗糙问题的黑米豆乳，香醇浓郁，味道甜美。

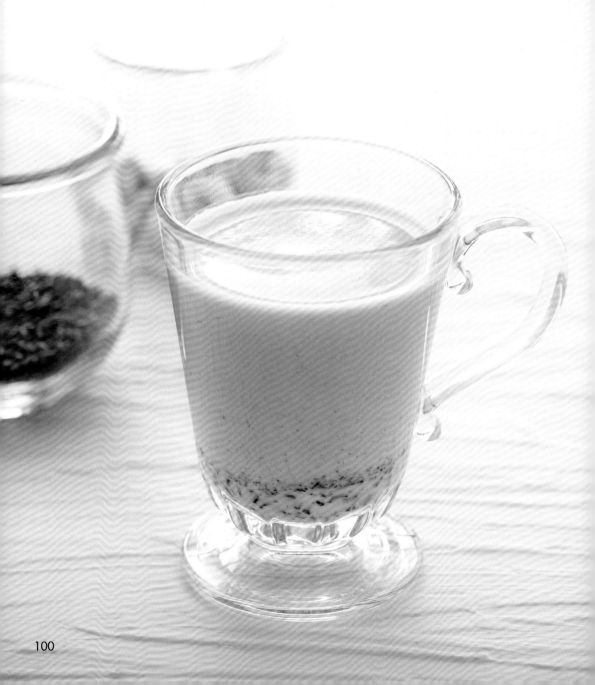

推荐理由

黑米具有滋阴养血、改善肝脏功能的功效，可依照个人喜好加入豆浆，口感会更加滑顺，可帮助舒缓压力、消除疲劳，有效预防贫血和失眠症状。

※ 材料

黑米1米杯

水200mL

豆浆300mL

※ 做法

1
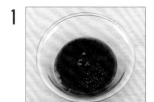
将黑米轻轻淘洗干净，浸泡一夜，备用。

2
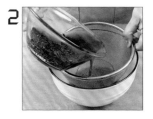
将黑米沥干水分后倒入内锅，加水后放入电锅，外锅加1米杯水（分量外）煮熟。

3
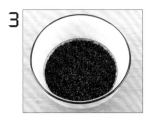
断电后续闷10分钟，待冷却后分装成小份冷藏或冷冻保存。

4
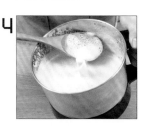
饮用时先将豆浆加热，加入2汤匙黑米，用食物料理机打细即可。

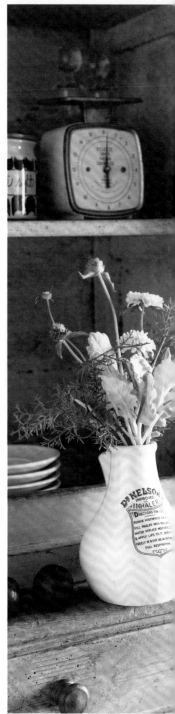

腰果排骨汤

养血、润燥、滋养肌肤及毛发，味道浓郁。

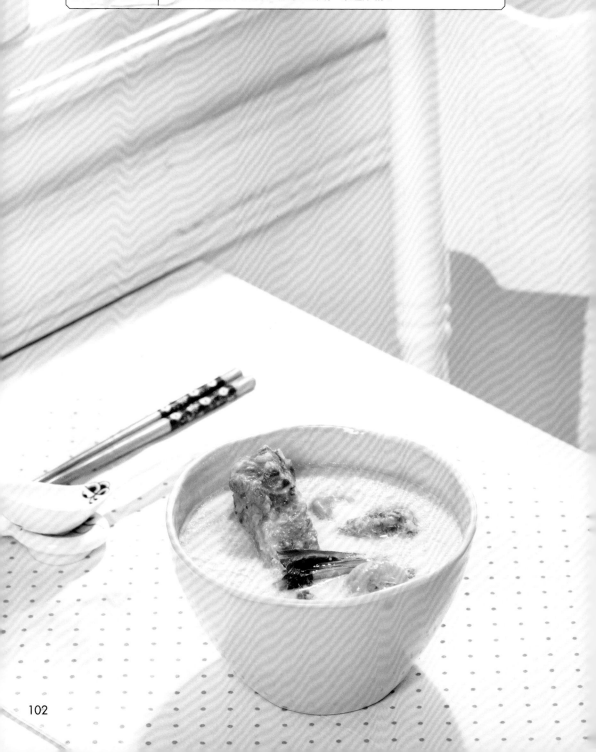

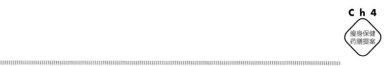

排骨及小油菜具有滋阴、补虚的功效，用豆浆做汤底，不仅能让汤的味道更清爽，也有养血、润肺的效果。这道汤品还能通乳，适合有母乳分泌不足问题的产妇。

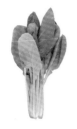

※ **材料**

排骨（小排）200g　　原味豆浆350mL

腰果60g　　　　　　小油菜40g

水600mL

※ **调味料**

味噌2汤匙

※ 做法

1

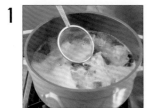

将排骨冷水入锅（水要没过食材），开大火，水沸后慢慢撇去表面的浮沫。

2

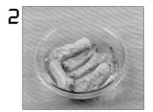

完全去除浮沫后，将排骨捞起，放入冷水中浸泡，洗去排骨表面的残渣及血水。

3

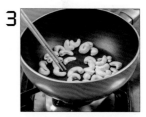

另取一平底锅，放入腰果用中火炒5分钟；小油菜洗净、沥干，切成5厘米长的小段备用。

4

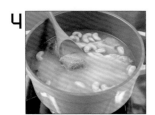

将排骨、腰果、味噌及水倒入汤锅中，以中火加热至沸腾，再撇去表面浮沫，盖上锅盖，转小火继续炖煮1小时。

5

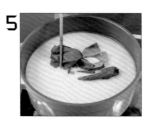

倒入原味豆浆，再加入小油菜，盖上锅盖，继续焖煮约10分钟即可。

翡翠中卷

味道咸甜，口感清爽，炎夏中的最佳开胃菜。

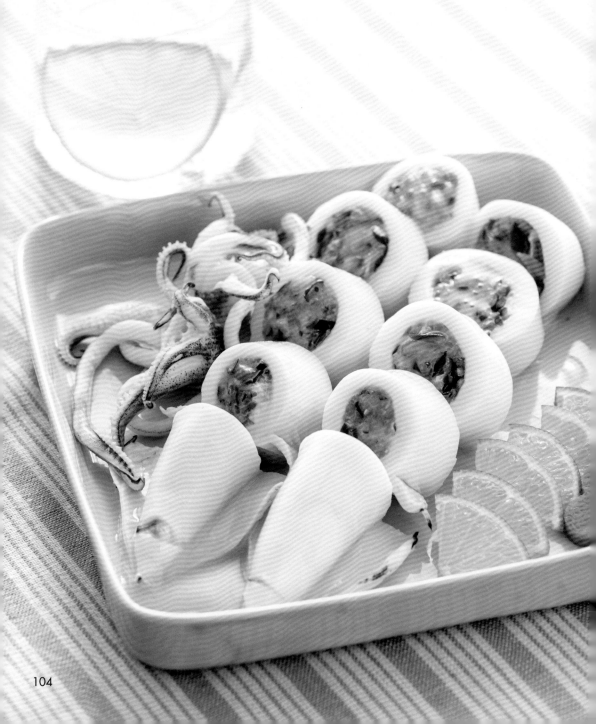

以蔬菜为主的小菜做法简单，不需要多复杂的烹饪步骤就可以完成。胡萝卜是补血的最佳蔬菜，加入小黄瓜即变为一道凉爽的夏日补血料理。

▧ 材料

墨鱼2条（约200g）

小黄瓜3条

胡萝卜40g

▧ 柠檬橄榄油醋

鸡蛋1个

橄榄油6汤匙

柠檬1个（洗净、擦干、切开挤汁）

砂糖5汤匙

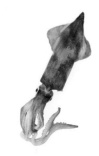

▧ 调味料

盐2茶匙

白砂糖2汤匙

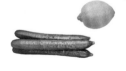

▧ 做法

1

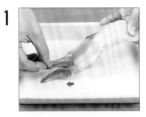

先将墨鱼摘除头部、内脏、软骨、墨囊，洗净、去除身上的薄膜；将制作好的柠檬橄榄油醋放入调理碗，充分拌匀备用。

2

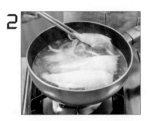

锅中水烧开后，放入墨鱼汆烫2分钟，捞起后放冰水中冰镇30秒，沥干水分备用。

3

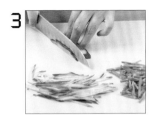

小黄瓜、胡萝卜洗净、削皮后切成细丝，加盐腌制约20分钟。

4

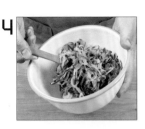

将小黄瓜丝和胡萝卜丝的水分挤干，加入白砂糖均匀混合，再将汁水倒出。

5

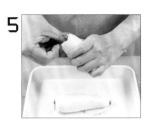

将步骤4的混合物均匀塞入墨鱼肚中并塞紧，再切片、摆盘，最后淋上自制柠檬橄榄油醋即可。

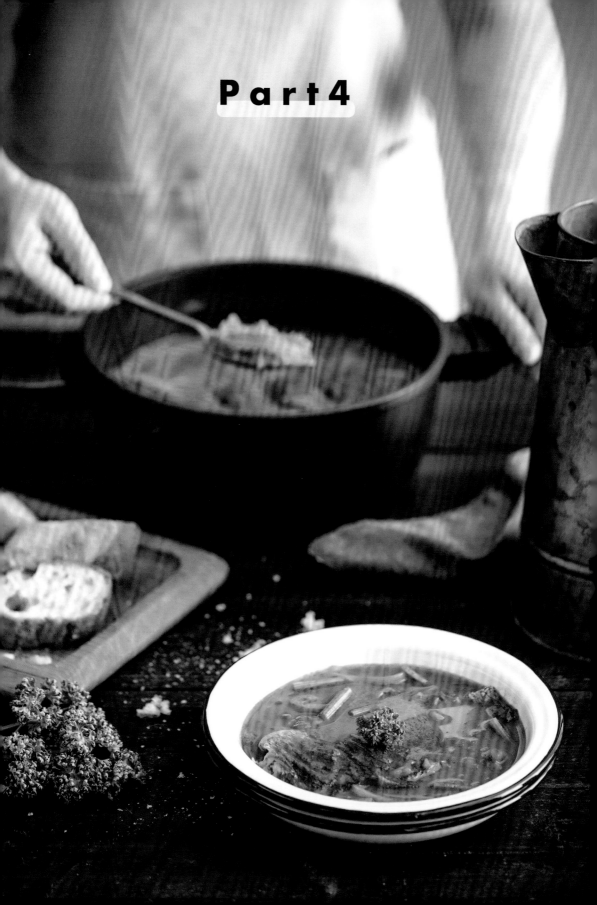

Part4

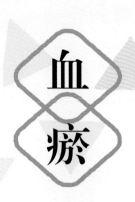

血瘀

活血化瘀的食材可活血，舒缓长期肌肉酸痛的问题，亦能使女性生理周期变得规律。

早餐鲷鱼粥撒上一些番茄末，酸酸甜甜好滋味；番红花虾蛋炒饭配超下饭的酱烧秋刀鱼可活血化瘀，适合作为长期伏案、肩颈不适的上班族的午餐；下午时刻最适合在下午茶中加些肉桂，除温暖肠胃外，还能中和酸奶的冰冷感；晚上可以食用汉堡排来果腹，没有淀粉的夜晚也可以饱足，最后来碗番红花番茄鱼汤，整个胃马上变得暖乎乎的。

早餐	午餐	下午茶、点心	晚餐
鲷鱼青葱粥 番茄罗勒炒肉末	番红花虾蛋炒饭 圆白菜卷蔬菜汤 番茄酱烧秋刀鱼	苹果酱肉桂酸奶 莓果甜菜根果汁 玫瑰番红花陈皮茶 （3选1）	番红花番茄鱼汤 牛蒡牛肉汉堡排

血瘀 早餐
Breakfast recipes_

分量 ☞ 2人份

鲷鱼青葱粥

益肝健脾、通血调经的鲷鱼做成的清爽粥品。

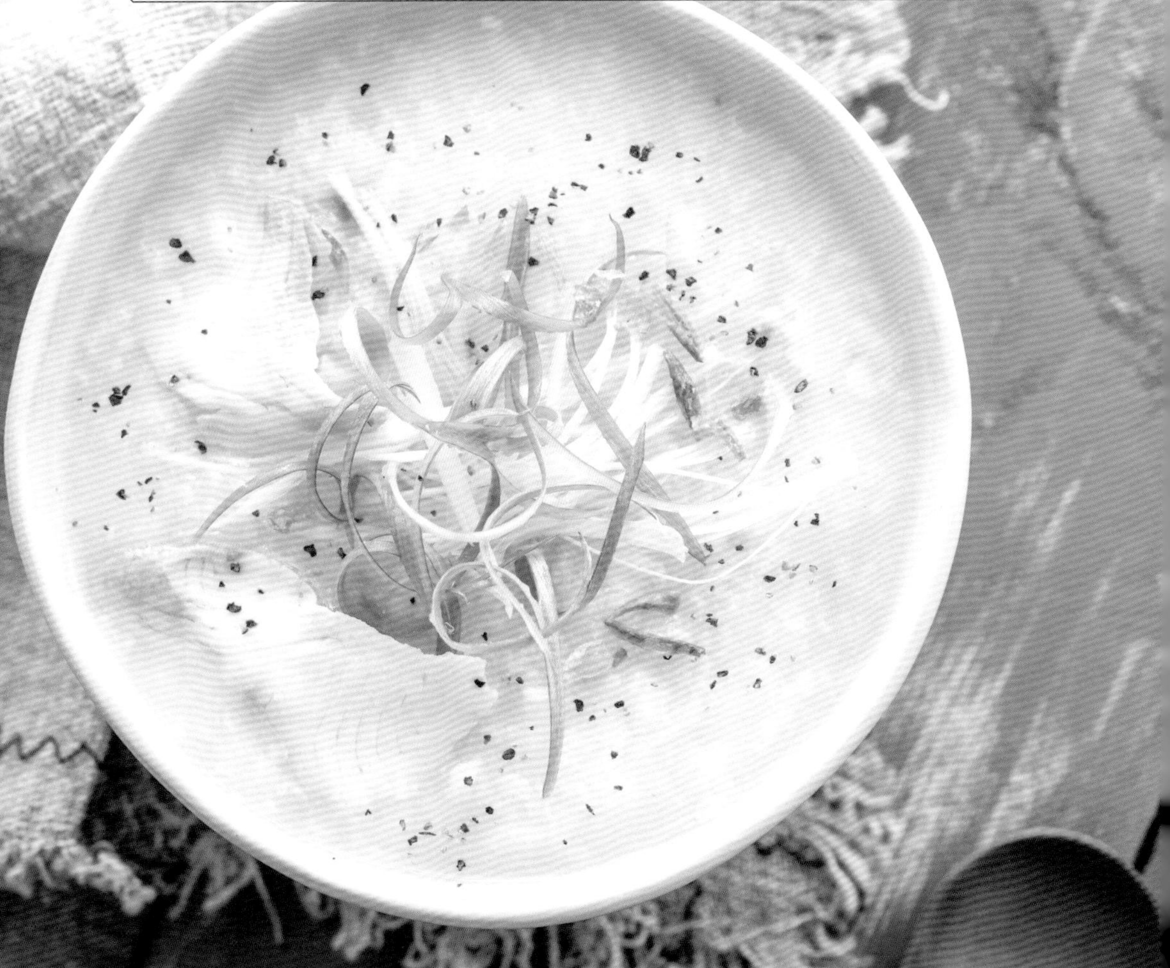

材料
大米1/2米杯
水875mL
鲷鱼200g
葱2根
姜适量
开水适量

腌料
盐少许
黑胡椒碎少许

调味料
盐1/2茶匙
洋葱酥适量
黑胡椒粉（或白胡椒粉）适量

推荐理由

鲷鱼具有促进血液循环、消除疲劳的功效，加入适量的红花可使这道药膳具有活血去瘀的功效，适合产后妇女恢复、血瘀经痛以及有气血不足、食欲不振问题的朋友食用。

▨ 做法

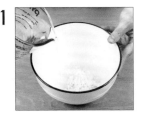

1 洗大米1～3次，除去残渣直至水变得澄清，沥干，倒入内锅中、加水，放入电锅、外锅加1米杯水（分量外）煮成粥备用。

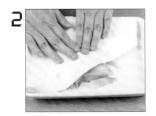

2 将鲷鱼切成0.5厘米厚的薄片，在鱼片上均匀抹适量盐（分量外），静置约10分钟后用厨房纸巾拭干出水的部分，去掉鱼腥味。在鱼片上撒盐、黑胡椒略腌一下。

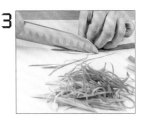

3 将葱去头、尾洗净沥干，取葱白部分，先切成长段，再切细丝；剩下葱叶的部分，切成葱丝后，泡冷开水备用。

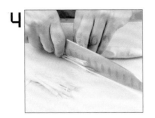

4 嫩姜洗净，用厨房纸巾拭干，先切薄片，再切成细丝。

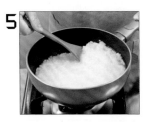

5 将姜丝和粥放入锅中，边加入适量的开水边以小火加热、搅拌，注意不要烧焦。

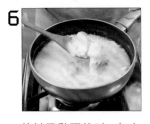

6 待其呈黏稠状时，加入鲷鱼片轻拌，加盐再次调味。

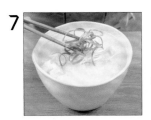

7 盛出后，放入葱白丝、葱叶丝，撒上洋葱酥、黑胡椒粉（或白胡椒粉）即可。

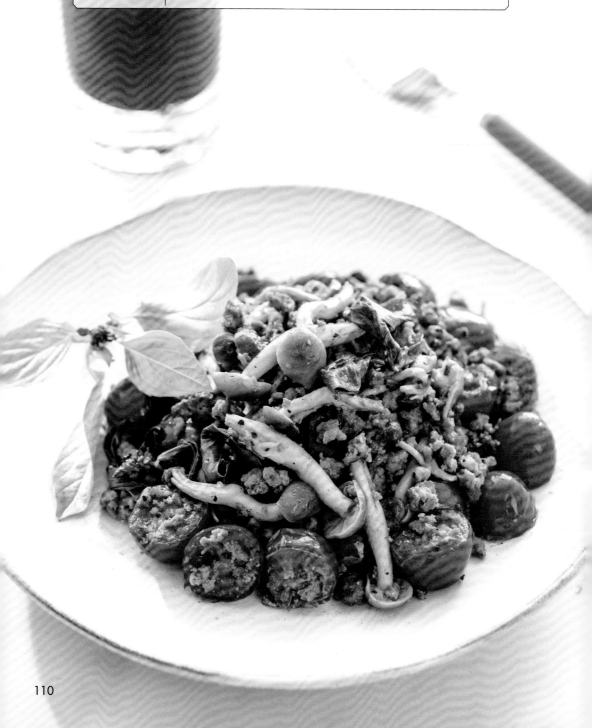

番茄罗勒炒肉末

气味芳香的罗勒、提高肝脏功能的番茄，和牛肉一同烹饪，香气四逸。

推荐理由 🔍

在牛肉末中加入罗勒叶不仅增添料理的香气，还有活血化瘀、通经的作用；搭配酸酸甜甜的番茄，与饭、粥还是面条搭配都是最佳的搭配组合！

※ 材料
圣女果8个（90g）
蟹味菇1包
罗勒叶20g
橄榄油适量
牛肉末100g

※ 调味料
盐适量
黑胡椒碎适量

※ 做法

1

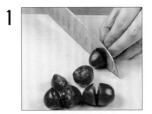

圣女果去蒂、洗净后擦干对切，用厨房纸巾拭干汁水；将蟹味菇切去根部，迅速冲洗、沥干、择开；罗勒叶摘除老叶和粗梗，并仔细清洗沥干备用。

2

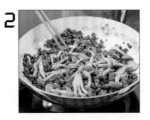

取一平底锅，倒入橄榄油，以小火加热，依序放入蟹味菇、牛肉末，转成中火拌炒。

3

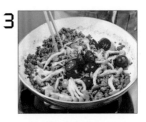

炒至牛肉熟透后，加入圣女果，继续拌炒3分钟后关火。

4

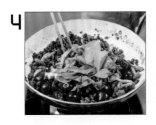

撒上罗勒叶，利用锅中的余温继续翻炒锅内所有食材。最后依个人口味，加入适量的盐及黑胡椒碎调味，即可盛盘享用。

番红花虾蛋炒饭

分量 ☞ 2人份

活血化瘀的番红花加补益气血的虾，制作快速、简单、丰盛。

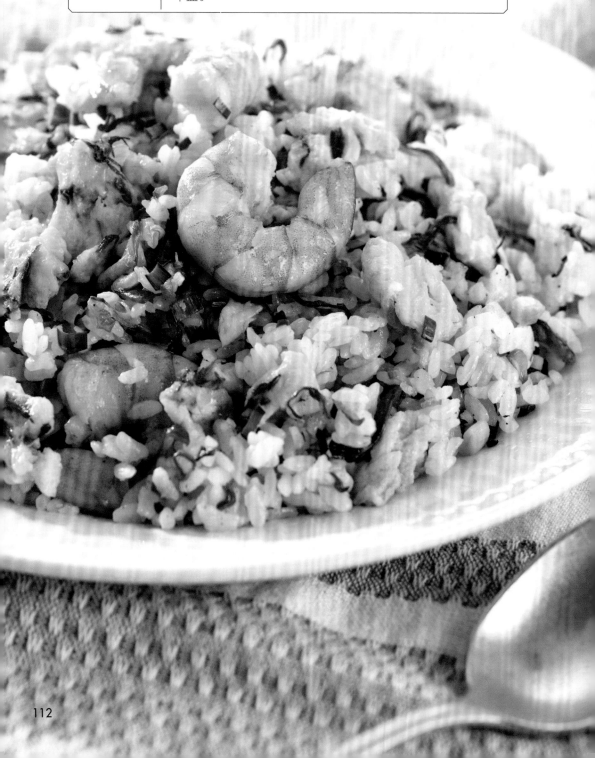

推荐理由 🔍

温性、带些许辛味的番红花具有促进血液循环的效果，可以改善因为血瘀引起的女性生理疼痛、肩颈僵硬、关节疼痛等问题；黑木耳及虾则有促进血液循环、预防贫血，加入韭菜、生姜及蒜也能温润身体、缓解虚寒。

※ 材料

鸡蛋1个	橄榄油1汤匙
番红花1/4茶匙	姜末适量
黑木耳40g	蒜末适量
韭菜2根	米饭2碗
虾10个	

※ 1.怀孕及哺乳女性不可食用番红花。
　 2.番红花使用勿超过食谱用量。

※ 调味料

盐少许
黑胡椒碎少许

※ 做法

1

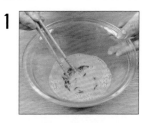

将鸡蛋打入调理碗中搅成蛋液，加入番红花以筷子搅拌均匀。

2

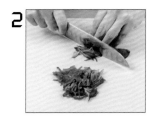

将黑木耳洗净、切成细丝；韭菜洗净、沥干水分，切成末备用。

3

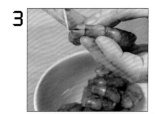

用牙签将虾线挑出，快速冲洗、沥干或用厨房纸巾拭干，取虾仁洒些许米酒（分量外）调味去腥。

4

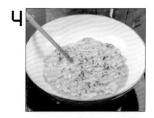

取一平底锅倒入橄榄油，小火烧热后，倒入蛋液，转中火快速炒成蛋花备用。

5

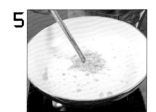

锅中留少许油，以小火爆香蒜末、姜末，炒香后中火。

6

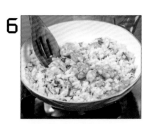

加入黑木耳丝、虾仁拌炒，炒至虾仁变色后加入米饭、韭菜末，用黑胡椒碎、盐调味。

7

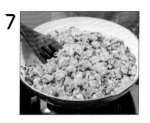

加入蛋花快速翻炒约30秒钟即可。

圆白菜卷蔬菜汤

清脆爽口的圆白菜卷，可以当主菜也作为汤品。

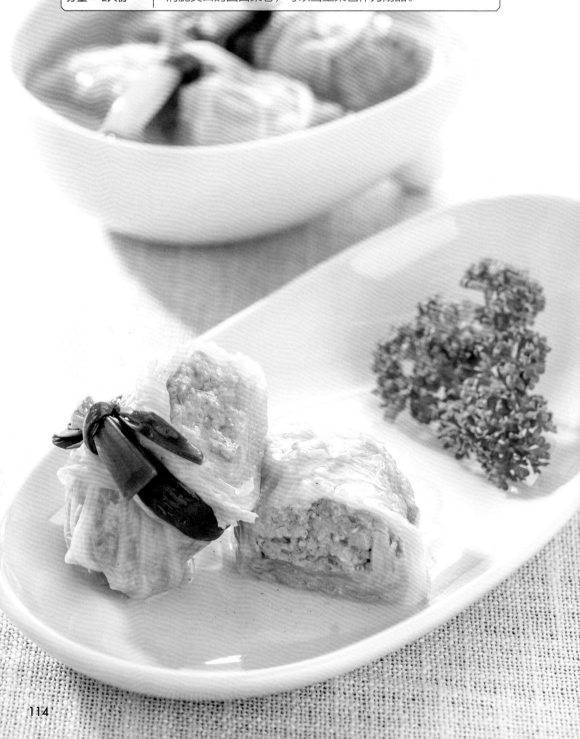

圆白菜卷中的圆白菜、猪肉馅、胡萝卜和金针菇都是补血、促进血液循环的最佳食材。
用圆白菜卷烹煮出来的蔬菜汤清甜美味，是一道可有效净化血液的汤品。

※ 材料

洋葱50g　　　　　橄榄油1汤匙
胡萝卜15g　　　　猪肉馅100g
圆白菜4大片　　　鸡蛋1个
金针菇20g　　　　开水400mL
　　　　　　　　小葱2根

※ 调味料

盐少许
白胡椒粉少许
淀粉15g

※ 做法

1

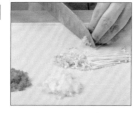

将洋葱、胡萝卜洗净，擦干去皮切成末；金针菇切除根部，迅速冲洗沥干，切成末备用。

2

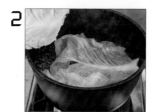

取一深锅，将水烧沸，放入圆白菜余烫1分钟，捞出冲冷水沥干水分，放凉后，切除叶背的粗梗备用。

3

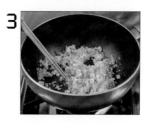

另取一锅倒入橄榄油，以小火烧热锅，加入洋葱末、胡萝卜末、金针菇末一起拌炒至软，加盐、白胡椒粉调味，取出放调理碗冷却。

4

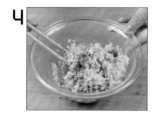

将猪肉馅、鸡蛋、淀粉加入步骤3的混合物中，顺时针方向搅拌均匀至肉馅变得有黏性。

5

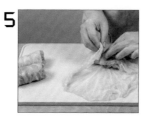

将余烫、冷却后的圆白菜叶铺平，铺上肉馅，卷起，用洗净、沥干的青葱（分量外）当绳子绑紧打结。

6

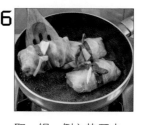

取一锅，倒入热开水、放进圆白菜卷后，盖上锅盖，开中火烹煮约10分钟；最后再加适量的白胡椒粉、盐（分量外）调味即可。

番茄酱烧秋刀鱼

连鱼骨都入口即化，是一道超级下饭好料理。

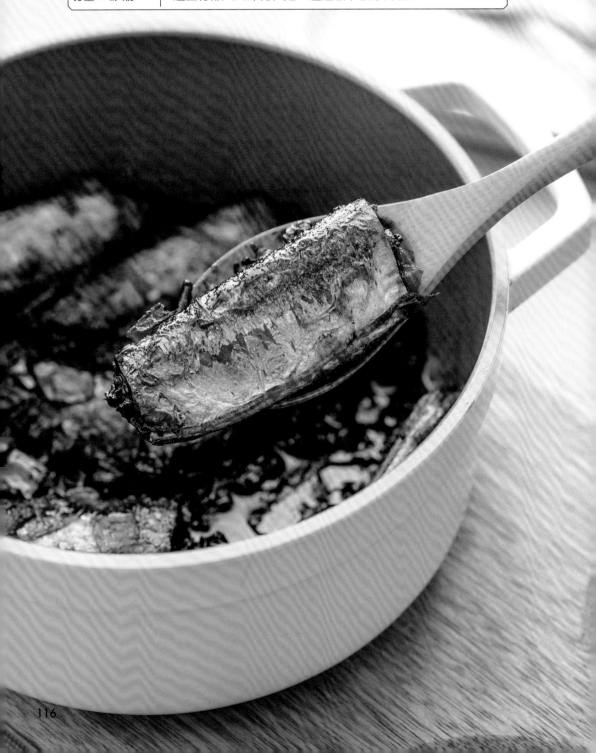

推荐理由

秋刀鱼价格适中，能促进体内气血循环顺畅，改善血瘀症状，慢炖后的完美滋味让人一口接一口，很适合在炎热夏季享用。

材料

秋刀鱼3条　　　水750mL
番茄2个　　　　大蒜4瓣
橄榄油1汤匙　　姜丝10g

调味料

酱油8汤匙　　米酒8汤匙
白醋8汤匙　　砂糖1汤匙
味醂8汤匙

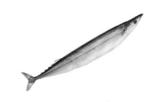

做法

1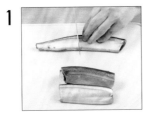

将秋刀鱼洗净，除去头尾及内脏，用厨房纸巾拭干后切2~3段备用。

2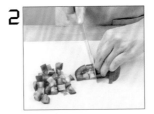

番茄洗净，去蒂后擦干，切成小丁备用。

3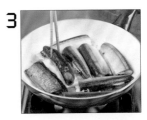

取一锅，倒入橄榄油，小火烧热后，放入秋刀鱼用中火煎，一面煎1分钟，双面煎香至表皮略焦黄，取出备用。

4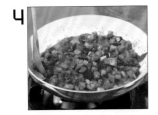

用煎鱼锅中余油，以中火拌炒番茄丁至呈鲜红色。

5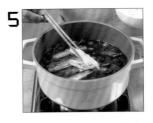

另取一锅倒入水，放入秋刀鱼、番茄丁及剥除外皮的大蒜、姜丝和所有调味料，盖上锅盖，用大火煮开。

6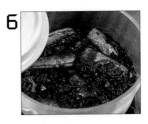

再转成小火续煮1小时至完全入味、收汁即可。

苹果酱肉桂酸奶

肉桂独特的辛香味能促进血液循环，苹果含丰富的营养素及苹果多酚，养身、养颜好处多。

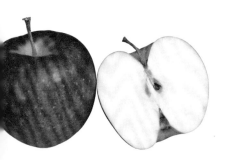

※ **材料**

苹果260g

肉桂3g

无糖酸奶150g

※ **调味料**

白砂糖80g

柠檬汁1汤匙

※ 做法

1

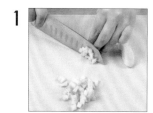

将苹果洗净、擦干，削皮后对切，去子和核，切丁备用。

2

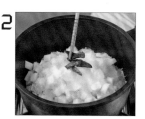

将苹果丁、白砂糖、柠檬汁、肉桂一起加入锅中，开中火，慢慢煮至收汁，过程中必须细心搅拌避免烧焦。

3

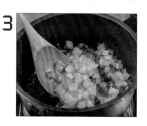

收汁后即成苹果肉桂果酱，倒入已消毒的干燥密封容器保存。

4

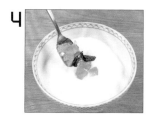

取一碗，加入无糖酸奶，舀入苹果肉桂果酱，依个人口味可撒上适量肉桂粉（分量外），均匀搅拌后即可享用。

推荐理由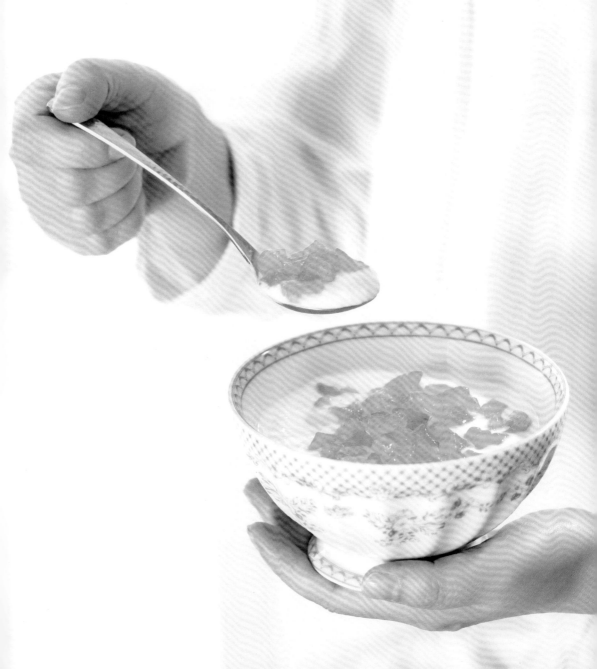

低热量的无糖酸奶有助于人体消化吸收，作为饭后甜点也不会对身体造成负担。香甜的苹果酱加上风味特殊的肉桂，不仅能促进血液循环，还能预防虚寒、无力等症状。

119

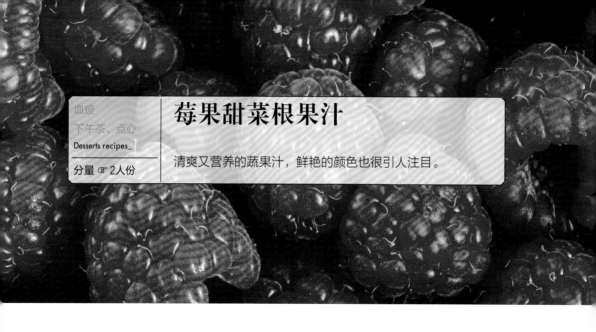

血瘀

下午茶、点心

Desserts recipes_

分量 ☞ 2人份

莓果甜菜根果汁

清爽又营养的蔬果汁，鲜艳的颜色也很引人注目。

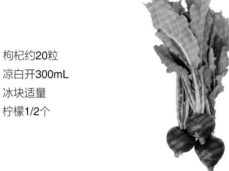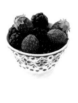

※ 材料

甜菜根50g　　　枸杞约20粒

苹果1/2个　　　凉白开300mL

西芹80g　　　　冰块适量

冷冻什锦莓果200g　柠檬1/2个

※ 做法

1

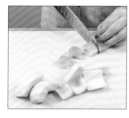

先将甜菜根洗净、擦干，戴上橡胶手套削除外皮备用；将苹果洗净、擦干，削皮、去子和核；西芹切成适合家中蔬果榨汁机搅拌的大小。

2

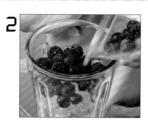

将步骤1中的材料、冷冻什锦莓果、枸杞、凉白开、冰块倒入蔬果榨汁机，按下搅拌键约1分钟。

3

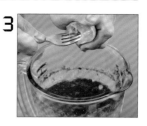

再将柠檬洗净、擦干后对切，挤出汁，加入其中拌匀即可。

推荐理由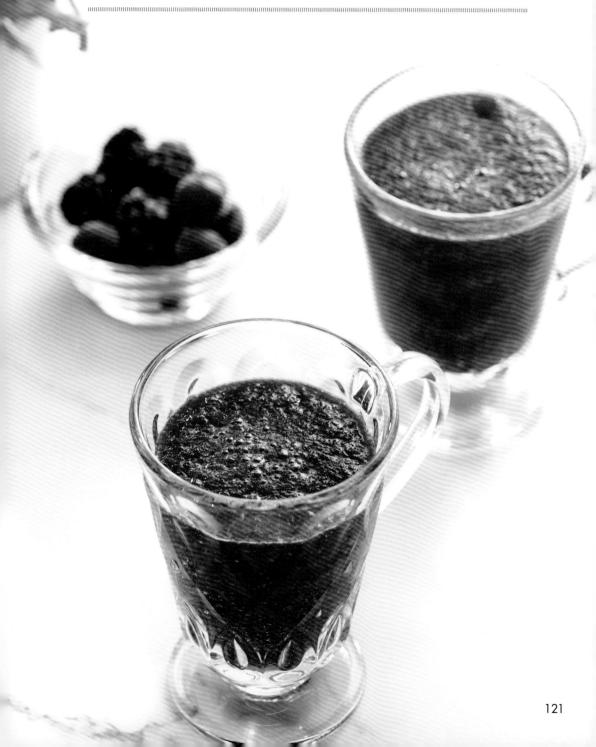

莓果甜菜根果汁富含丰富的维生素C，不仅可以预防肌肤老化、美白，甜菜根及枸杞也有滋养血液、改善血液循环的效果，冰冰凉凉，适合作为夏季饮品。

玫瑰番红花陈皮茶

可活血化瘀，是女性调经、滋养肌肤的茶品。

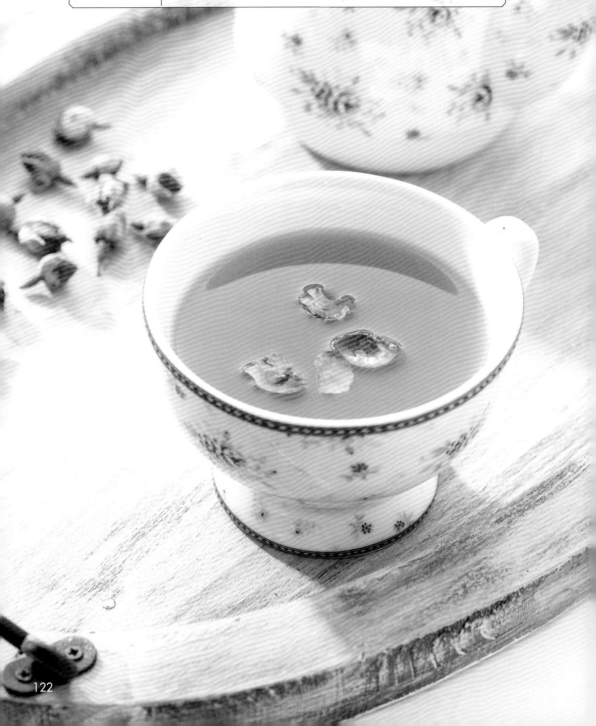

::::::::: 推荐理由 :::::::::

番红花、陈皮以及玫瑰花都具有理气解郁、活血化瘀的功效，温热的口感不仅可以改善
女性月经不顺，还能舒缓消化不顺、腹胀等不适症状。

※ **材料**
番红花0.3g
陈皮3g
干玫瑰花4g
水600mL

※ **调味料**
柠檬1个
蜂蜜20g

注 1.怀孕及哺乳女性不可食用番红花。
2.所介绍的食材的量为女性1天所需的食材量。

※ **做法**

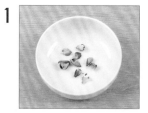

1

将干玫瑰花的花蕊去除。

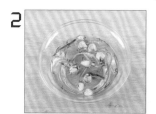

2

将水倒入调理碗中，放
入番红花、陈皮、干玫
瑰花，静置约25分钟。

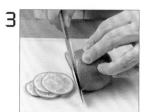

3

柠檬洗净后将半个切薄
片，另外半个备用。

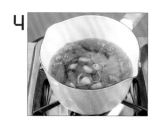

4

取一牛奶锅倒入步骤2
的混合物，以中火将锅
内的水煮沸，再转成小
火，继续煮15分钟。

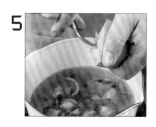

5

关火，挤入柠檬汁搅拌
均匀。

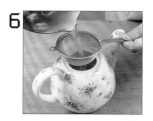

6

滤过所有食材后，可搭
配柠檬片一起享用。

番红花番茄鱼汤

活血通经的番红花、含丰富铁质以及钙质，与鲈鱼一同细熬成汤，浓郁可口。

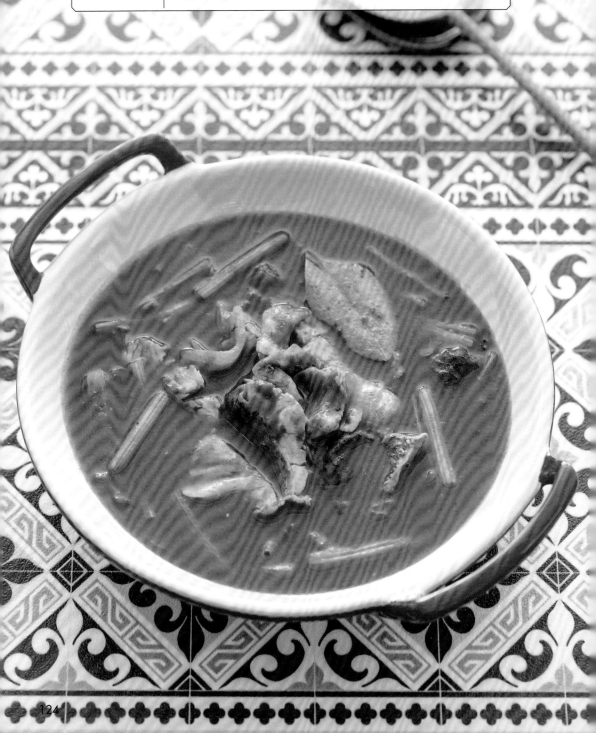

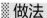
推荐理由

番红花属于珍贵的香料之一，具有补血、调经及止痛的作用，加上富含铁质及钙质等营养的鲈鱼，促使补血、活血功能加倍，还有降血脂、胆固醇而预防血栓形成的效果！

▨ 材料
鲈鱼肉200g
大蒜2瓣
洋葱50g
芹菜160g
橄榄油2汤匙
水500mL

▨ 腌料
盐1茶匙
黑胡椒少许
米酒2汤匙

▨ 调味料
印度咖喱粉1汤匙
番红花1/4茶匙
番茄罐头1/3罐
月桂叶1片

注 1.怀孕及哺乳女性不可食用番红花，食材可用20g洋葱取代。
2.番红花使用勿超过食谱用量。

▨ 做法

1

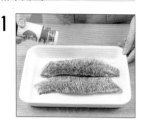

将鲈鱼肉加入盐、黑胡椒碎腌渍约10分钟。用厨房纸巾将鱼上的水拭干，倒入米酒继续腌渍。

2

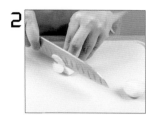

将大蒜剥除外皮，再切成薄片备用。

3

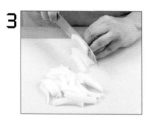

将洋葱洗净，剥除外皮、去蒂，切成条状备用。

4

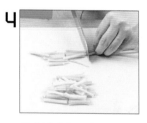

芹菜洗净切除根部、择除老叶，留适量嫩叶，切成5厘米长的段备用。

5

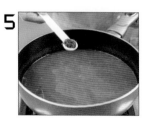

取一锅，倒入橄榄油，小火烧热，放入蒜片和洋葱条，转中火拌炒出香味时加入盐、印度咖喱粉、月桂叶、番红花及番茄罐头、水，盖上锅盖，焖10分钟入味。

6

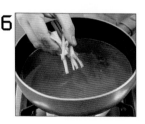

打开锅盖加入芹菜段，继续焖煮5分钟。

7

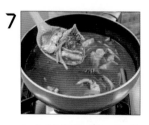

加入鲈鱼再煮5～10分钟，确认（试吃）鲈鱼已熟透后盛盘，撒上适量的芹菜嫩叶即可。

牛蒡牛肉汉堡排

加入大量的洋葱及牛肉，促进末梢血管扩张、改善血瘀体质。

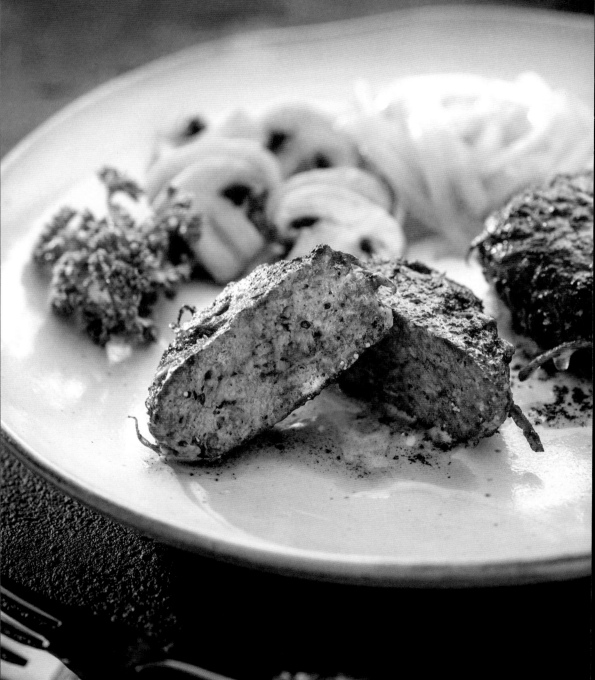

推荐理由

富含丰富蛋白质的牛肉可以补中益气、预防贫血，与洋葱一起入菜能达到软化血管、净化血液的效果；再加入牛蒡还可以改善消化不良及便秘的问题。

※ 材料
洋葱20g　　　　牛肉馅100g
牛蒡1/2根（30g）　蛋黄1/2个
白醋1茶匙　　　　橄榄油适量

※ 调味料
酱油1/2汤匙　　白葡萄酒1汤匙
味醂1/2汤匙
黑胡椒碎适量

※ 做法

1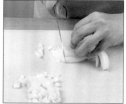
将洋葱洗净、剥除外皮，先切成细丝状再切碎（碎粒状）。

2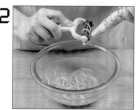
取一调理碗加入五分满的凉白开（分量外）、白醋调匀成白醋水；将牛蒡洗净、沥干，刨成丝，放入白醋水中浸泡，可预防变色，捞起用厨房纸巾拭干备用。

3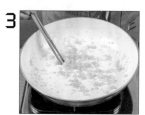
取一平底锅倒入1小匙橄榄油（分量外），以小火热锅后，轻微拌炒洋葱碎至呈半透明状，取出备用；锅中留少许橄榄油，放入牛蒡丝以小火炒香，盛出备用。

4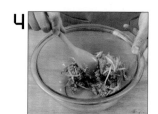
另取一调理碗将牛肉馅、酱油、味醂、黑胡椒碎、蛋黄用手抓匀，再加入放凉的洋葱碎和牛蒡丝，混合拌匀后，放入冰箱冷藏30分钟。

5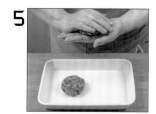
取出后，揉成2小块圆形状的汉堡排，并拍打出空气。

6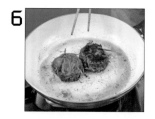
平底锅中倒入适量的橄榄油，开中火热锅，加入做法5的牛蒡牛肉汉堡排煎5分钟后翻面，再倒入白葡萄酒，盖上锅盖，干煎约5分钟即可盛盘。

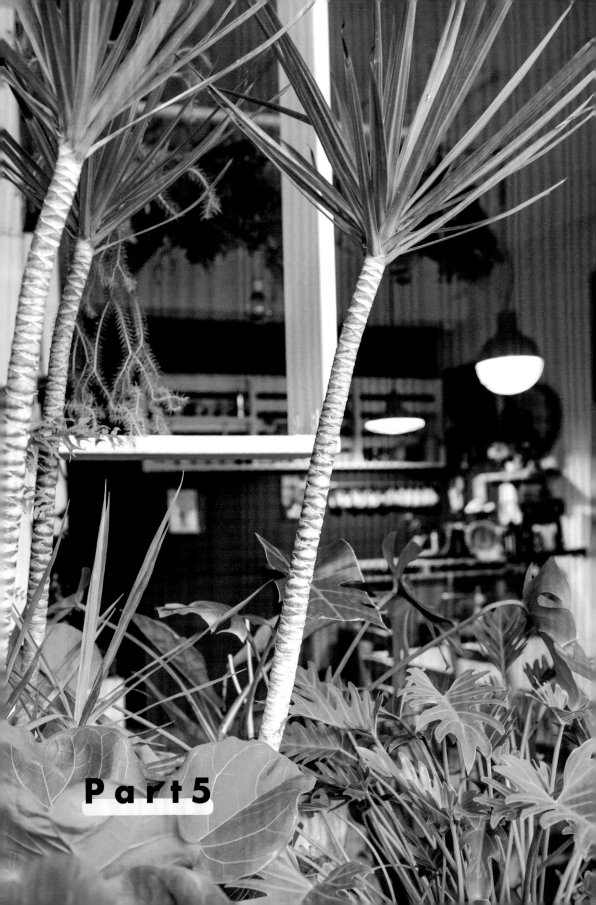

Part5

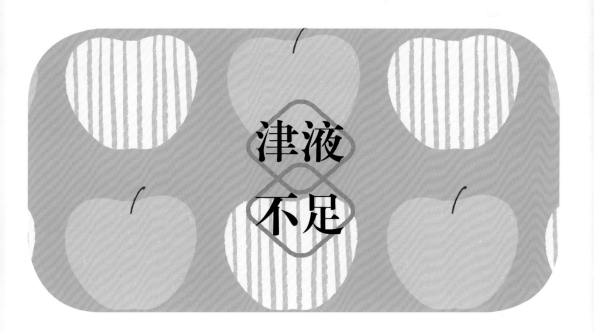

津液不足

"津液不足"体质者体内比较燥热，需要滋阴养津，建议避免食用太多的温热性食材，需冷却多余的热，才能逐渐化解体内旺火。

早上可先来碗清爽的粥品搭配焗烤蔬菜，以鸡蛋和乳酪滋润身体，再以瓠瓜和芦笋降低烦热，开始美好的一天；日正当中时，炎热的太阳会加速上火，不宜吃大鱼大肉，莲子银杏炊饭可补充心气，和带有淡淡清香的百合根梨汤一同食用，可降燥解暑；下午时光，一杯菊花牛奶薄荷饮，能立即解想喝冰品的瘾！晚餐时，若吃过多食物会累积胃火，可喝些凉爽的冬瓜莲藕鸡肉汤加干贝茶碗蒸，让体内的热气散去。

早餐	午餐	下午茶、点心	晚餐
瓠瓜鸡蛋粥 焗烤芦笋烧	莲子银杏炊饭 百合根梨汤 香煎猪排佐苹果酱	核桃豆花 黑芝麻红枣药膳茶 菊花牛奶薄荷饮 （3选1）	冬瓜莲藕鸡肉汤 枸杞干贝茶碗蒸

瓠瓜鸡蛋粥

迎接晨光的一道口感淡雅、提神的粥品，让心情更平和！

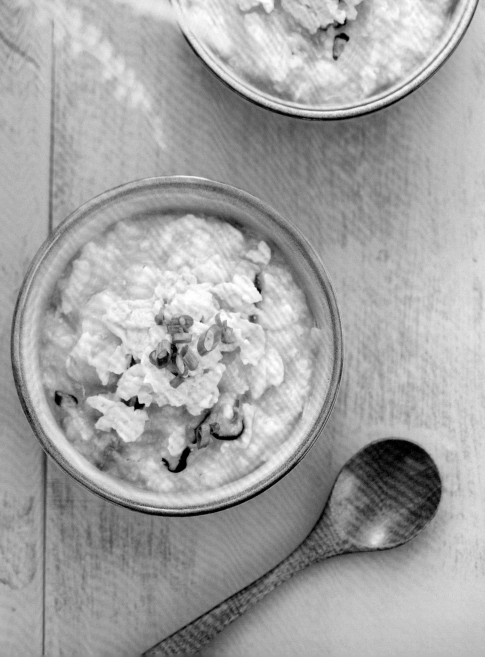

推荐理由

瓠瓜具有清热作用，搭配上补肾阴的鸡蛋，不但清爽美味，能有效改善津液不足引起的
烦闷不适症状。

▨ 材料

大米2/3量杯

水850mL

瓠瓜1/4个

干香菇2个

鸡蛋3个

橄榄油1汤匙

▨ 调味料

盐1/4茶匙

白胡椒粉适量

葱花少许

▨ 做法

1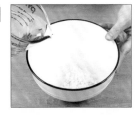

轻轻淘洗大米1~3次，直至水呈清澈状后沥干，取一内锅倒入洗净米、水，放入电锅，外锅加入1米杯水（分量外），煮成粥。

2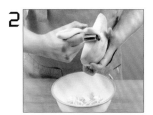

瓠瓜洗净、削皮刨成（切）细丝；干香菇浸泡冷水1小时，捏干水后切细丝备用。

3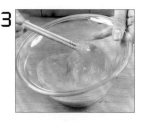

将鸡蛋清洗后打入调理碗中，均匀打成蛋液。

4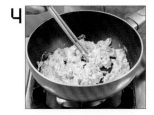

取一锅倒入橄榄油，以小火热锅，再倒入蛋液，快速将蛋炒成蛋花状后盛出备用。

5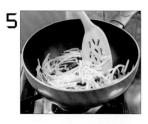

放入香菇丝，拌炒出香味后，加入瓠瓜丝和盐炒至出水、盖上锅盖焖软。

6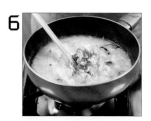

加入粥，加白胡椒粉拌匀，最后撒上蛋花、葱花即可。

焗烤芦笋烧

芦笋和新鲜干贝的甘甜滋味，与香浓乳酪焗烤出来的美好佳肴，令人食欲大振。

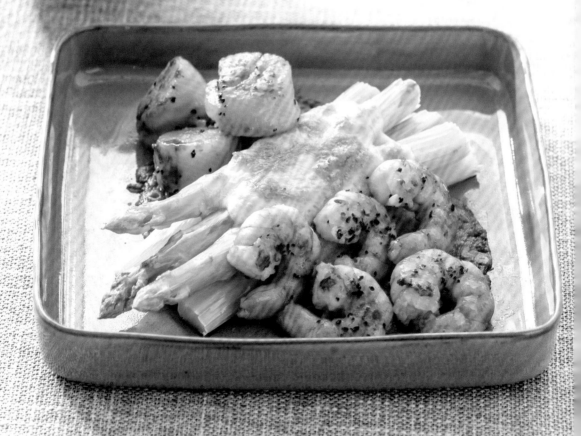

132

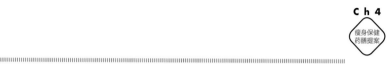

推荐理由

芦笋、干贝以及乳略皆为滋阴补肾的食材。此外，干贝具有滋养肾脏、帮助体内水分调节的功能。烤得金黄焦香的乳酪搭配清甜的新鲜干贝，以及爽脆多汁的芦笋，适合喜欢吃乳制品的津液不足体质者。

※ 材料

芦笋140g
马苏里拉奶酪丝适量
（依个人喜好调整）
新鲜干贝4个
虾仁4个
橄榄油1汤匙

※ 调味料

盐1/2茶匙
黑胡椒碎适量

※ 做法

1
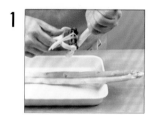
芦笋洗净沥干，削掉芦笋根部较粗的部分及外层粗糙的外皮，将芦笋对切。

2
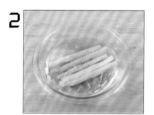
将芦笋放入锅中煮沸，加1小匙盐后（分量外）再汆烫1分钟，捞出后放入冰水（分量外）中冰镇沥干。

3
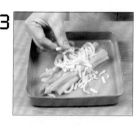
再将沥干水分的芦笋摆放烤盘中，撒上马苏里拉奶酪丝，放入预热至200℃的烤箱，上火烘烤5分钟。

4
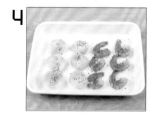
将新鲜干贝洗净；用牙签将虾仁肠泥挑出，快速冲洗，用厨房纸巾拭干水分，再均匀撒上盐、黑胡椒碎。

5
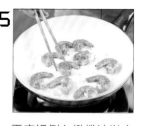
平底锅倒入橄榄油以小火热锅，放入新鲜干贝转中火煎3分钟，翻面续煎90秒钟；虾仁约煎90秒钟，翻面续煎至熟取出备用。

6
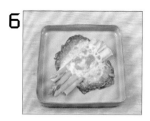
将芦笋从烤箱中取出，摆上煎熟的干贝和虾仁，即可享用。

莲子银杏炊饭

分量 ☞ 2人份

滋养健脾的莲子和补足肾阴的银杏，加蒸熟的米饭一起吃，清香可口。

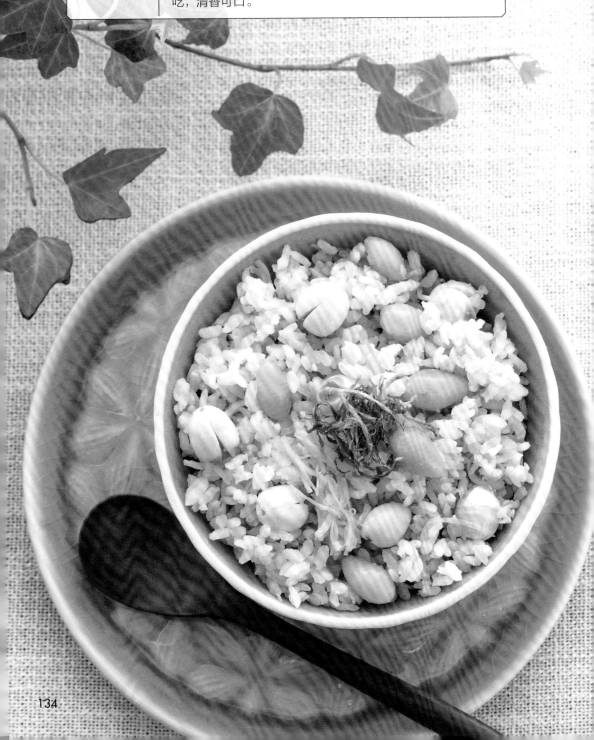

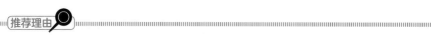

推荐理由

杂炊饭中加入的莲子及银杏，可以缓解因为津液不足而生之咳嗽症状；而干贝水不仅能提升米饭的鲜甜度，还能滋养肾阴、和胃调中、降血压及胆固醇。

※ 材料
干贝1个	姜30g
米酒2汤匙	大米1米杯
莲子10粒	水180mL
银杏10粒	

※ 调味料

酱油1茶匙
盐1茶匙

※ 做法

1

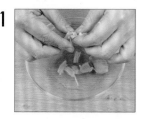

干贝加米酒泡软，碗里加冷开水50mL（分量外），放入电锅（外锅加1/2量杯水）蒸软，取出干贝，沥干用手剥细丝，汤汁备用。

2

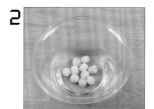

将莲子、银杏洗净加冷水泡软（1~2小时）备用；姜洗净、擦干先切薄片，一半切成姜末，一半切成姜丝。

3

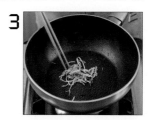

取一锅，倒入1小匙葡萄子油（分量外），以小火热锅，放入嫩姜丝煸成金黄色，捞起沥干油。

4

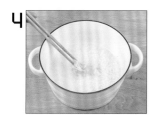

轻轻淘洗大米1~3次，直至水变成清澈状后沥干；取一内锅，倒入米、水、干贝丝、蒸干贝汤汁和莲子、银杏。

5

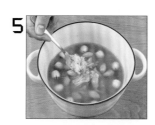

再放入酱油、盐及姜末，放入电锅，外锅加入1米杯水（分量外），待米饭蒸熟后再闷10分钟。

6

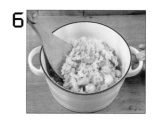

打开锅盖，将煮熟的饭拌匀，盛碗撒上干煸过的姜丝即可。

百合根梨汤

清心安神的百合、生津润肺的水梨，药食两宜。

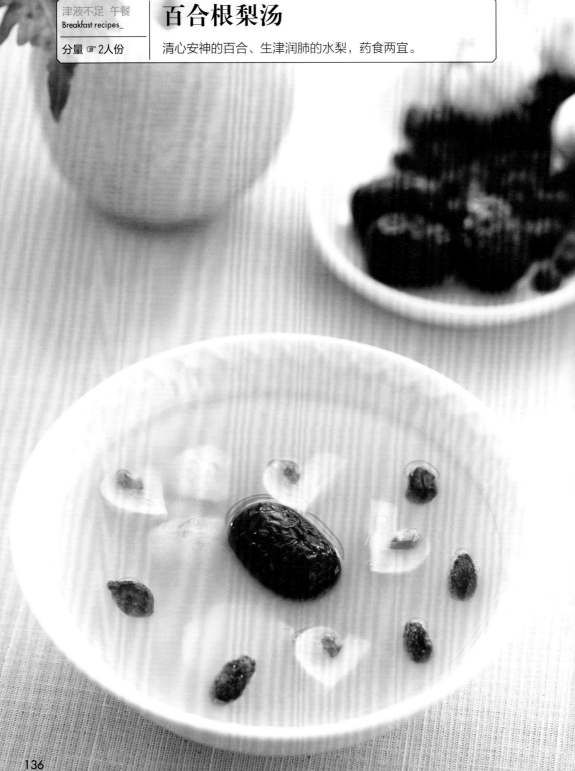

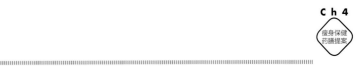

推荐理由 🔍

百合根具有滋阴安神的作用，加入丰水梨清爽的甜味，润肺效果更加倍。这道汤品也有滋养皮肤、补气的效果，非常适合在秋天饮用。

▨ 材料

丰水梨1个

红枣2个

枸杞适量

百合根1/2个

口蘑4个（80g）

水500mL

▨ 调味料

盐1/2小匙

▨ 做法

1

丰水梨洗净、擦干、削皮、切块去核，用食物料理机打成泥状；红枣、枸杞快速漂洗，用厨房纸巾拭干备用。

2

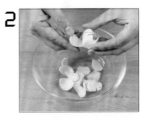

百合根洗净、沥干（或用厨房纸巾拭干），用手掰成瓣状；口蘑逐一用湿布或厨房纸巾沾水，轻拭表面泥土后切成4块备用。

3

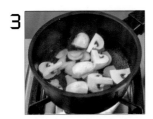

取一锅将水（分量外）煮沸，放入百合根及口蘑汆烫2分钟，捞起沥干水分。

4

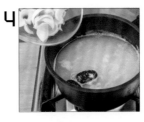

另取一汤锅倒入水、梨泥、红枣，盖上锅盖，以中火煮沸后，加入百合瓣、口蘑再次煮沸。

5

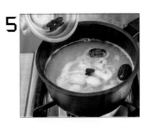

续加入枸杞煮30秒钟、关火，最后依个人口味加入盐调味即可。

香煎猪排佐苹果酱

养阴生津的猪排搭酸甜清脆的苹果酱，就是一道清痰又健康的料理。

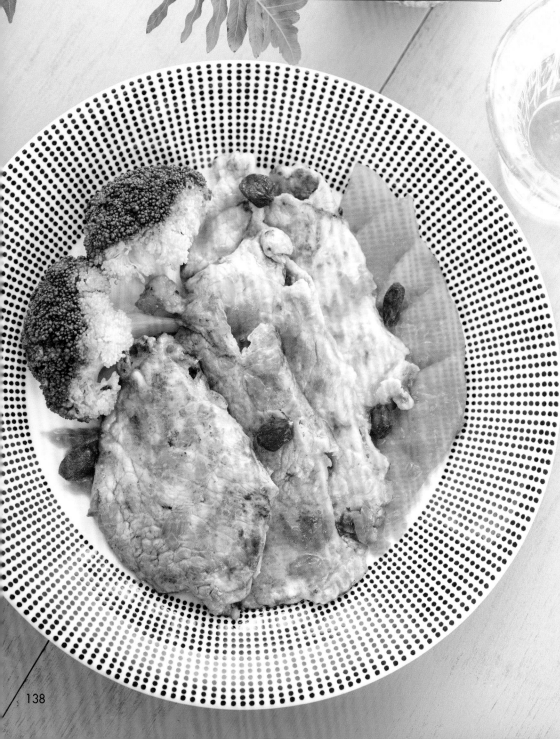

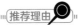

猪肉有滋润皮肤、促进津液生成的功效，搭配微酸的苹果，不仅让猪排多了清新口感，也能改善身体发热、口渴、便秘等津液不足症状；枸杞子可滋补肝肾、缓解慢性干咳。

※ 材料
猪里脊肉2片
（100g）
西蓝花150g
橄榄油1汤匙

※ 腌料
盐1/2茶匙　　蒜末少许
米酒1茶匙　　苹果1/2个
姜末少许

※ 苹果酱
苹果1/2个　　砂糖1/2汤匙
洋葱1/4个　　枸杞子1汤匙
橄榄油适量　　橙酒1汤匙

※ 做法

1

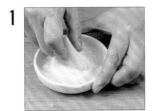

将苹果洗净、擦干，削皮、对切后去子、核，取1/2个苹果磨成泥，另1/2个苹果切成约0.5厘米厚的片；洋葱剥皮、洗净、对切后，先顺纹切成细条再切成碎末备用。

2

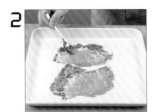

猪里脊肉先用肉捶拍打，再均匀抹上盐、米酒、姜末、蒜末、苹果泥（使用一半，另外一半留做苹果酱），包上保鲜膜，放冰箱冷藏半天以上让猪里脊肉入味。

3

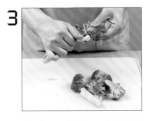

清洗西蓝花，去除根部，切成方便食用的大小，削掉茎部粗皮，在锅中倒入适量的水（分量外），中火煮沸后再加1小匙盐（分量外），放入西蓝花汆烫，烫熟后捞出沥干水分备用。

4

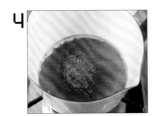

倒入适量的橄榄油至锅中，以小火热锅，加入砂糖炒到焦糖化，再放入苹果片、苹果泥、洋葱碎末以及枸杞、橙酒，盖上锅盖，焖煮20分钟至收汁即成苹果酱。

5

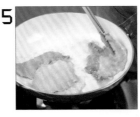

取一平底锅倒入橄榄油，以小火热锅，将腌好的猪里脊肉，双面煎至金黄全熟。

6

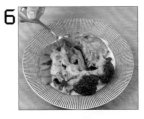

将汆烫好的西蓝花、苹果片以及煎好的猪排摆盘，淋上苹果酱汁即可。

核桃豆花

润燥利尿的豆花、润肠补肾的核桃，非常适合女性食用。

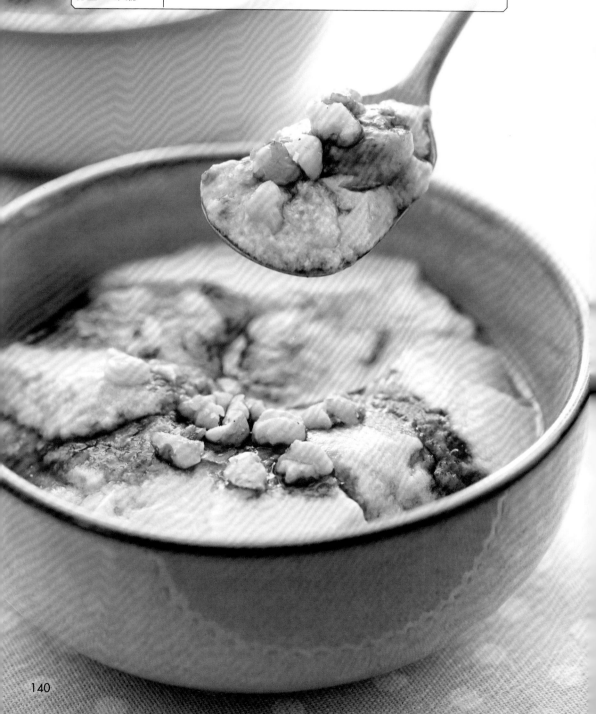

============

推荐理由

黄豆富含异黄酮，是制作豆花的原料，有助于抗氧化、清血、预防高血压，搭配上滋润肌肤、延缓老化的核桃，养颜美容、热量又低，是让皮肤细致光滑的"圣品"。

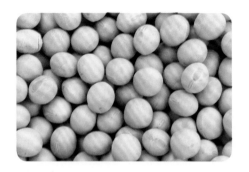

※ 材料
黄豆150g
核桃20g
水1050mL
豆花粉35g
核桃碎3汤匙

※ 调味料
黑糖蜜适量

※ 做法

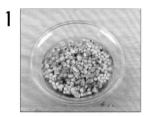

1 将黄豆先搓洗数次，直至水变成清澈状后沥干，和核桃一起放入凉水中浸泡（分量外）静置一晚。

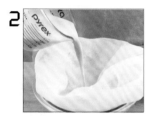

2 取出黄豆、核桃与浸泡的水，用食物料理机均匀打碎，再用过滤袋过滤豆渣。

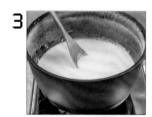

3 将过滤后的豆汁倒入锅中，加入水以中火煮滚，边煮边搅拌10~15分钟至没有泡泡为止。

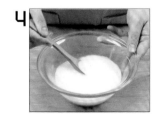

4 将豆花粉与125mL凉白开（分量外）倒入调理碗中，一起搅拌均匀。

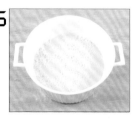

5 另取一口锅，将步骤3的豆浆与步骤4的混合物混合均匀，静置1小时等豆花凝固，便可移入冰箱冷藏。

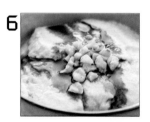

6 将豆花舀入碗中，再撒上核桃碎，淋入黑糖蜜调味即可。

黑芝麻红枣药膳茶

止咳润肺的红枣加上干炒过的黑芝麻，是滋补良品。

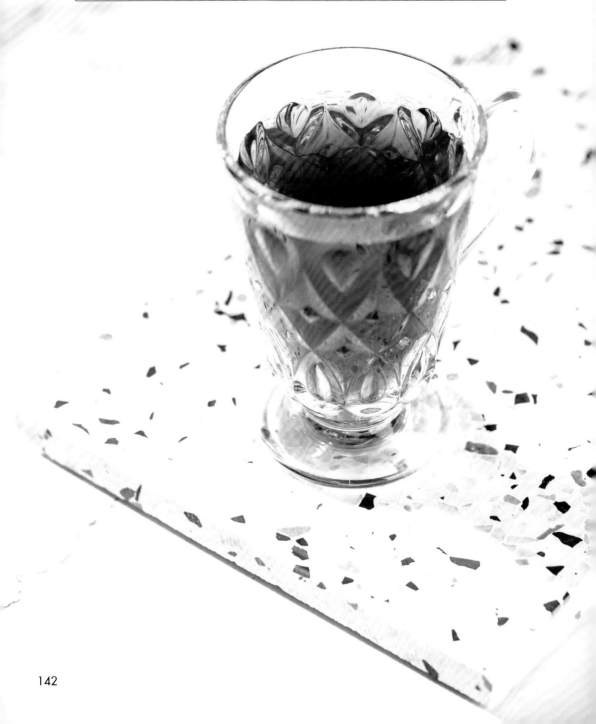

红枣具有补充气血、调养五脏功能、助眠安神、润肺平缓咳嗽的效果。黑芝麻不仅能够
乌发、抗老，还有补肝益肾的效果，两者很适合一起煮成药膳茶饮用。

※ 材料
红枣4个（20g）
黑芝麻10g
水600mL

※ 做法

1
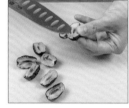
将红枣水洗净后擦干，切开去核。

2
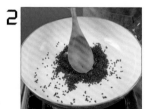
取一平底锅倒入黑芝麻，以小火干炒约2分钟备用。

3
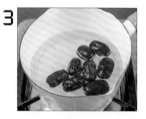
将红枣、水倒入锅中，盖上锅盖，以中火煮沸后，转小火继续煮25分钟。

4
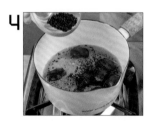
将炒黑芝麻加入红枣水中，关火，盖上锅盖，继续闷10分钟后过滤即可。

菊花牛奶薄荷饮

一杯温热香甜的菊花牛奶薄荷茶，可疗愈疲惫的心灵。

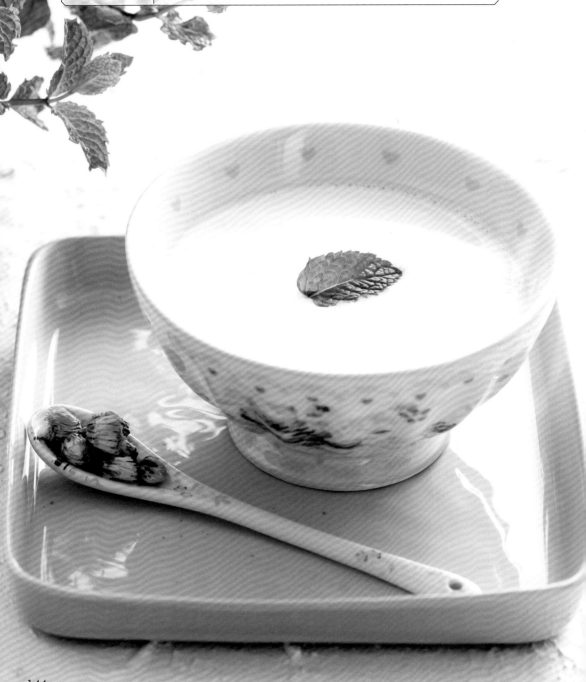

144

推荐理由 ☕

薄荷能够缓解因为津液不足而导致的燥热及不适感，牛奶则有补充体内水分的效果，同时加入能消除疲劳、恢复元气的菊花及蜂蜜，做法简单、气味芳香。

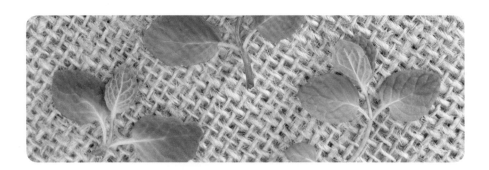

※ 材料
菊花2g
水100mL
牛奶500mL
新鲜薄荷适量

※ 调味料
蜂蜜适量（依照个人喜好调整）

※ 做法

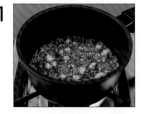

1 将菊花快速冲洗、沥干后，放入锅中、倒水，盖上锅盖，小火煮沸后继续煮2分钟。

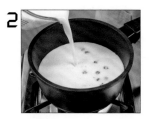

2 再倒入牛奶，小火煮至锅边起泡。

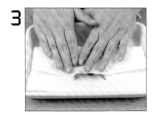

3 新鲜薄荷洗净、沥干水分，或用厨房纸巾拭干，加入菊花奶茶里后关火。

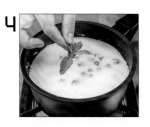

4 稍降温后，再依个人口味加入蜂蜜搅拌均匀，倒入茶杯后即可饮用。

冬瓜莲藕鸡肉汤

滋阴补虚的冬瓜、莲藕、杏鲍菇，搭配可补充体力的鸡腿肉，再搭配带有润滑口感的牛奶，让这道汤品超乎想象。

▧ 材料
冬瓜200g
香菜适量
莲藕100g（1节）
胡萝卜40g
杏鲍菇1个（70g）
切块鸡腿1个
（约190g）
水1500mL

▧ 腌料
盐1.5汤匙
米酒1汤匙
酱油1.5汤匙

▧ 调味料
酱油2茶匙
米酒1汤匙
黑胡椒粉适量
牛奶50mL
姜泥适量

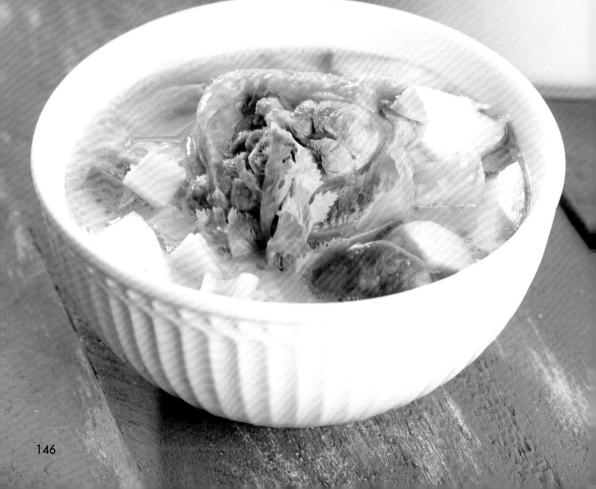

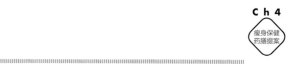

推荐理由

莲藕具有调理脾胃、滋阴润燥的作用，加上带些寒性的冬瓜，可让体内多余水分顺利排出，调节体内水分平衡，还能美白、消水肿，达到养颜美容的效果。

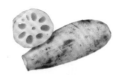

▩ 做法

1

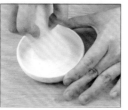

冬瓜洗净、削除外皮，挖除瓜瓤、子后切大块磨成泥状；莲藕刷洗干净（不削皮），切成2厘米见方的小丁；胡萝卜洗净，切成1厘米见方的小丁备用。

2

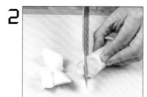

杏鲍菇洗净，切除根部，切成滚刀状；香菜洗净、摘除黄叶沥干（或用厨房纸巾拭干），切小段备用。

3

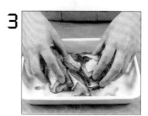

将切块的鸡腿洗净，去掉血块沥干水分（或用厨房纸巾拭干），取一调理盘，放入鸡腿肉及盐、米酒、酱油一起用手抓匀，放入冰箱腌制2小时。

4

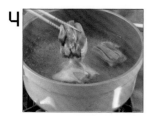

取一汤锅倒入水烧沸后，放入腌制过后的鸡腿肉，盖上锅盖，以中火炖煮约30分钟。

5

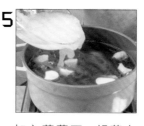

加入莲藕丁、胡萝卜丁、杏鲍菇块炖煮10分钟后，再倒入冬瓜泥及酱油、米酒，盖上锅盖，以中火继续炖煮约5分钟。

6

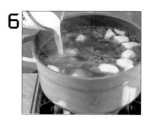

加入牛奶、黑胡椒粉调味，待锅中食材皆熟透后即可关火，可依个人口味加入适量的姜泥、香菜即可享用。

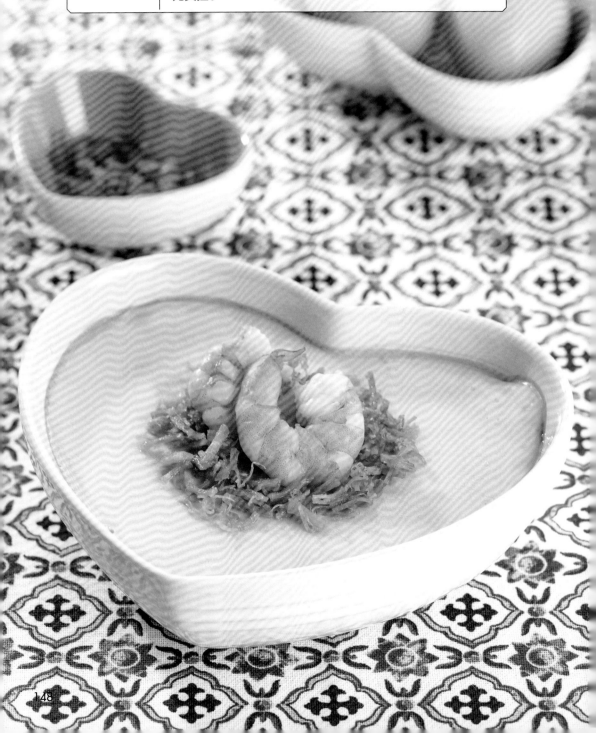

枸杞干贝茶碗蒸

鲜甜的干贝和鲜虾，与营养价值高的鸡蛋一起食用，爽口无负担。

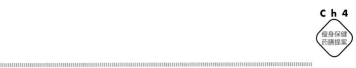
推荐理由

干贝有滋阴补肾、和胃调中的功效，可有效改善脾胃虚弱症状，加上明目安神的枸杞子一起与鸡蛋用清蒸的方式烹饪，更能留住海鲜的原本滋味。

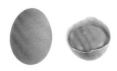

※ **材料**
枸杞子1汤匙
水210mL
鸡蛋2个
生干贝2个
虾仁2个

※ **调味料**
酱油1/2汤匙

※ 做法

1

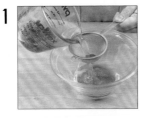

先将枸杞子用清水漂洗，放入小锅中，加水，用中火煮沸，过滤汁液放凉备用。

2

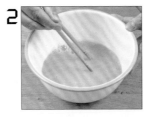

打入调理碗中搅成蛋液，倒入枸杞汁、酱油充分拌均匀，用过滤网过滤蛋液。

3

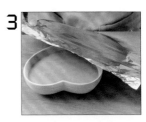

取一器皿倒入蛋液，放入生干贝（快速冲洗用厨房纸巾拭干），盖上铝箔纸。

4

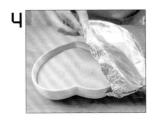

放入电锅中，外锅加1/2米杯水（分量外）蒸熟。

5

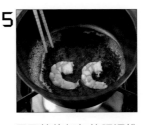

用牙签将虾仁的肠泥挑出，快速冲洗、沥干或用厨房纸巾拭干，放入75mL沸水（分量外）中氽烫30秒钟，捞起沥干。

6

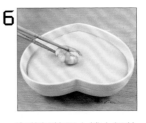

在蒸好的蛋上铺上烫熟的虾仁即可；也可以酥炸一些干贝丝搭配食用。

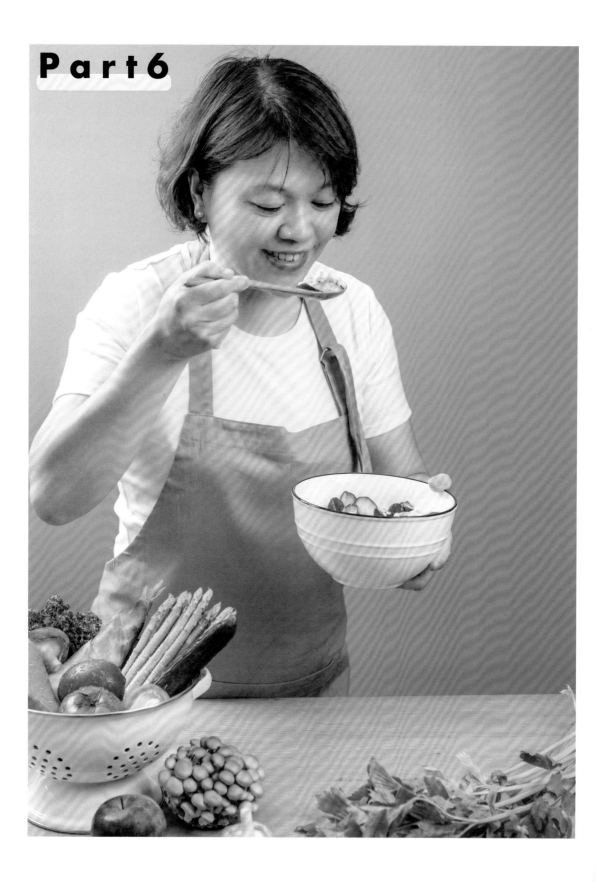

Part6

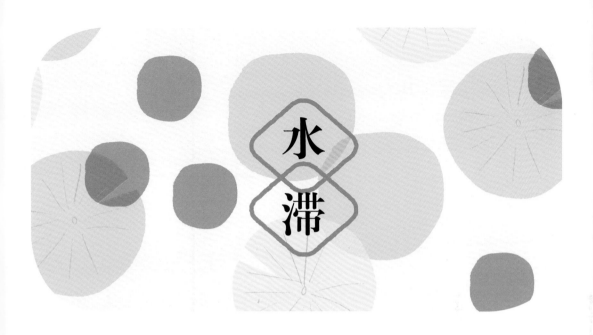

水滞

　　水肿者多半体内水液蓄积而影响到皮肤，再逐渐影响到眼睑、脸、四肢、腹、背等，严重时会产生全身浮肿。若体内的水分循环不畅，就要靠气来运转，所以利水的同时也必须补气。

　　当早上闹钟响起，水滞体质者总是懒洋洋不想起床，是水分滞留体内的原因，因此，从早餐就需食用一些有利水功效的食物，建议五谷杂粮粥搭配清爽的紫苏卷，既有饱足感又不会给身体造成过多负担；午餐则食用竹笋咖喱饭加豆腐羹；下午的甜点若过度摄取糖分，也会囤积脂肪，宜选微糖或无糖的茶品；晚餐则尽量在下午6点前进食完毕，吃点清爽的凉拌鲜虾，不宜大吃大喝。

早餐	午餐	下午茶、点心	晚餐
五谷杂粮粥 猪肉小黄瓜紫苏卷	竹笋猪肉咖喱饭 豆腐蟹肉白菜羹 冬瓜蛤蜊汤	黑豆三色丸子汤 薏米玉米浆 健康无糖红豆水 （3选1）	薏米小黄瓜拌鲜虾

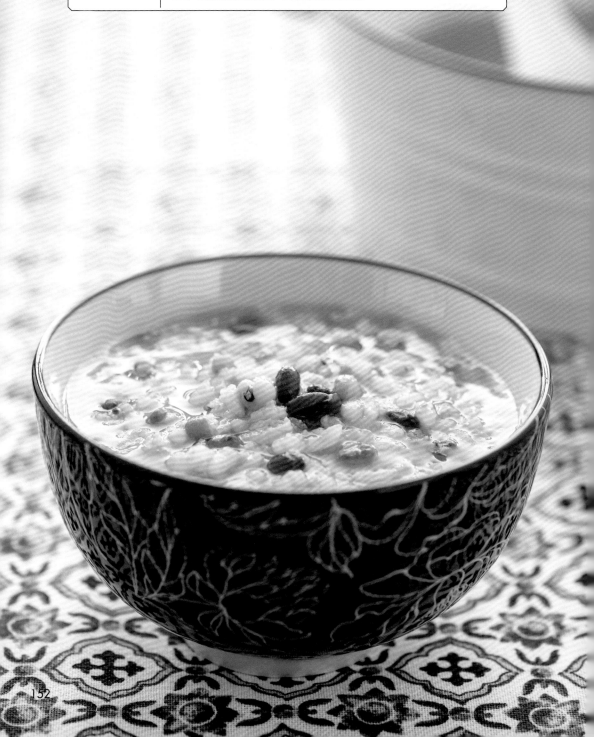

五谷杂粮粥

促进体内气循环和水循环的薏米、红豆加上清热消暑的绿豆，告别沉重身躯，养生保健兼具。

推荐理由

梅雨季节空气潮湿，身体水分排不出去，加上环境因素，若在此时过度饮食反而伤害脾胃，来碗清淡又具利湿气的粥，可以促进体内正常代谢，为身体带来轻盈感。

▧ 材料

薏米20g

绿豆15g

红豆15g

大米1/2米杯

小米1汤匙

水750mL

▧ 调味料

盐1/4茶匙

▧ 做法

1

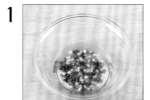

将薏米、绿豆、红豆分别洗净，放入清水中浸泡（分量外）2小时后沥干。

2

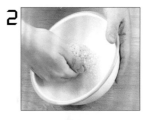

轻轻淘洗大米、小米1~3次，直至水变成清澈状后沥干。

3

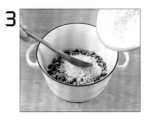

取内锅，加入薏米、绿豆、红豆及洗净的大米、小米，倒入水后放入电锅，外锅加1米杯水（分量外）煮成粥。

4

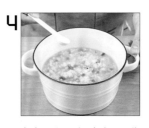

煮好后再断电闷10分钟，取出五谷杂粮粥，最后加入盐调味即可。

猪肉小黄瓜紫苏卷

香气浓郁的猪肉，加上有排毒、利尿功效的小黄瓜，令人满足又能消除暑气。

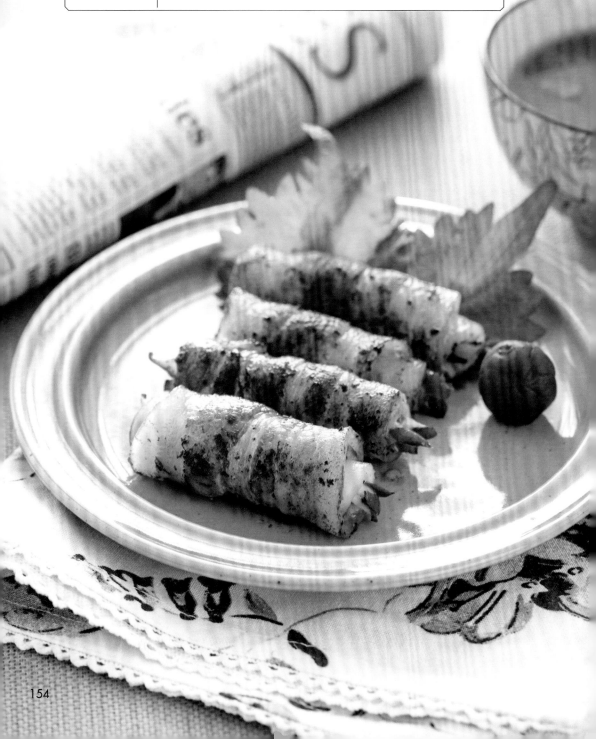

推荐理由

小黄瓜是夏季时令蔬菜之一，能有效促进水分代谢，改善水肿、排尿困难等症状。搭配提振食欲、消除疲劳的紫苏梅，再卷上可恢复体力的猪肉片，是必尝的开胃小品。

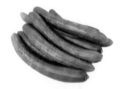

※ 材料

小黄瓜1根（120g）
紫苏梅2个
猪五花肉片4片
橄榄油1汤匙

※ 调味料

盐适量
黑胡椒碎适量

※ 做法

1

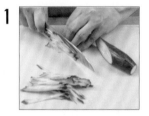

小黄瓜洗净擦干，切成细丝；紫苏梅去核后，切成细条状备用。

2

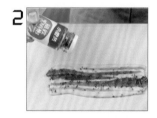

将猪五花肉片用冷开水冲洗擦干，平放在砧板上，先撒上少许盐及黑胡椒碎。

3

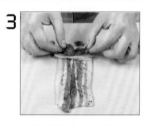

在猪五花肉片上铺上步骤1的小黄瓜丝、紫苏梅条。

4

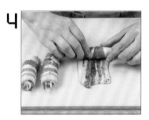

将猪五花肉片卷起，以相同做法制作4个猪肉卷。

5

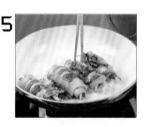

取一平底锅倒入橄榄油，小火烧热后，依序放入猪肉卷，慢煎至两面（翻面）金黄完全熟透即可。

竹笋猪肉咖喱饭

分量 ☞ 2人份

寒性的竹笋可去体内过剩水分、改善便秘症状，和猪肉、洋葱一起烹煮，对肥胖亦有帮助。

▦ 材料

竹笋1根（150g）

洋葱1/2个（100g）

大蒜2瓣

姜10g

胡萝卜70g

猪肉馅300g

水100mL

米饭2碗

▦ 调味料

咖喱粉1/2汤匙

盐1/2茶匙

番茄罐头1罐（200g）

番茄酱1汤匙

牛奶50mL

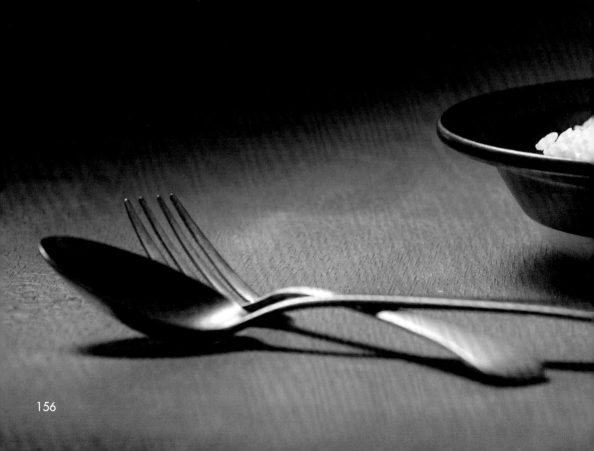

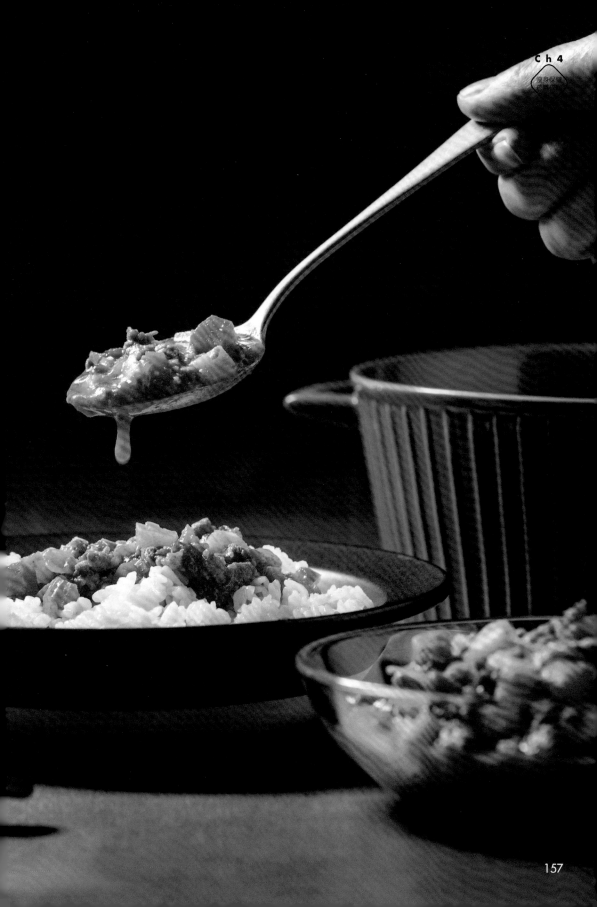

竹笋有助于除去体内余热、消痰化瘀滞、消脂、利尿，富含膳食纤维，即使是肠胃虚弱者也能放心食用。加些许咖喱粉、姜、洋葱等辛香料可帮助新陈代谢，消解因为津液过剩所致的水肿、虚寒、腹泻、无力倦怠感等症状。

▧ 做法

1

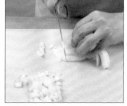

将竹笋洗净，剥除外壳后削掉厚皮，切成小丁；洋葱洗净、剥除外皮；大蒜剥除外皮；姜洗净；胡萝卜洗净削皮，分别切成碎末状备用。

2

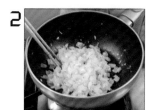

取一锅倒入1小匙橄榄油（分量外），以小火烧热后，加入蒜末、姜末爆香，放入洋葱碎，轻微拌炒至呈半透明状。

3

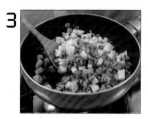

加入猪肉馅拌炒至变色，加入咖喱粉、盐拌匀，再放入胡萝卜碎、竹笋丁继续拌炒。

4

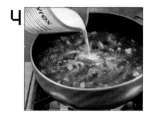

将整罐番茄罐头、番茄酱、水、牛奶倒入锅中，加热至起泡后转为小火，盖上锅盖，焖煮10分钟后关火。

5

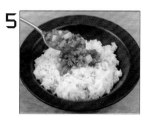

最后在米饭上淋上步骤4的咖喱酱即可享用（可以依个人喜好撒上少许的青葱碎末）。

水滞 午餐
Breakfast recipes_

分量 ☞ 2人份

豆腐蟹肉白菜羹

清甜爽脆的大白菜，蟹肉的鲜味，释放出高级味道，每一口都让人回味无穷。

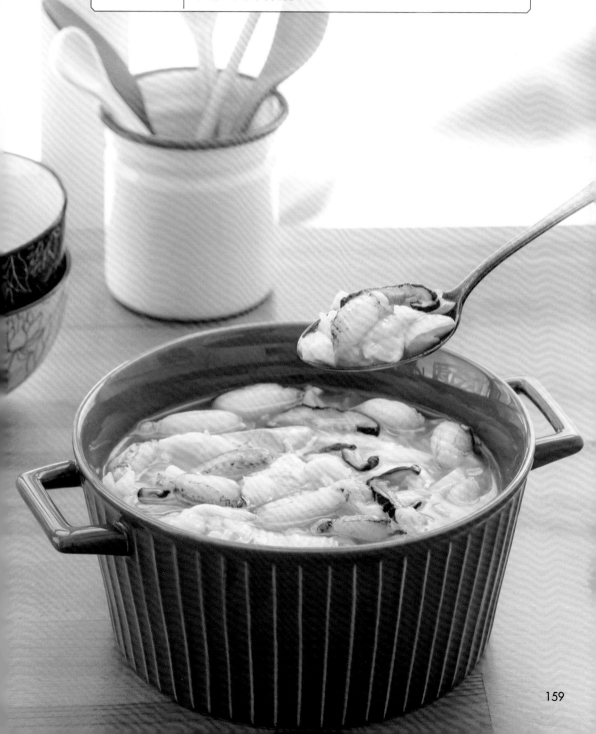

※ 材料

大白菜叶4片
干香菇2朵
豆腐1块
蟹肉棒1盒
淀粉2汤匙
水300mL
姜2片

※ 调味料

米酒1汤匙
味醂1茶匙
酱油1茶匙
盐1/2茶匙
香油2茶匙

※ 做法

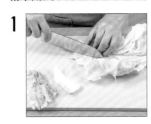

1

将大白菜叶洗净、沥干，将白菜帮切细丝，叶片切成约4厘米宽的段备用。

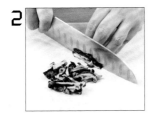

2

干香菇洗净后，放入温水（分量外）中浸泡30分钟，拧干水切细丝备用。

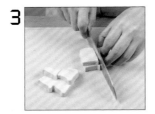

3

将豆腐快速清洗，用厨房巾纸拭干，切成方便食用的大小备用。

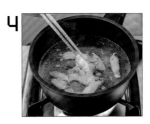

4

取一锅水煮沸后，放入蟹肉棒烫熟，捞起沥干水分；将淀粉加入1大匙冷水（分量外）搅拌均匀备用。

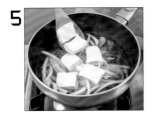

5

将水倒入汤锅中，以大火煮沸后，倒入米酒、味醂、酱油、盐调味，再放入香菇丝、姜片及白菜帮丝、豆腐块，盖上锅盖，转中火再煮10分钟入味。

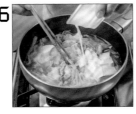

6

打开锅盖，加入白菜叶、蟹肉棒，再慢慢加入淀粉水勾芡（轻轻搅拌）。

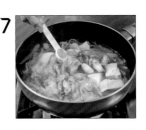

7

关火，最后淋上香油即可享用。

富含维生素C的大白菜具有改善身体发热、口渴不适的功效，同时可提振肠胃功能，预防因积食或水分滞留体内而生之水肿、消化不良等症状。搭配能净化血液、消除体内余热的豆腐及螃蟹，用香油增添温暖的香气，是一锅能让气血循环顺畅的完美汤品。

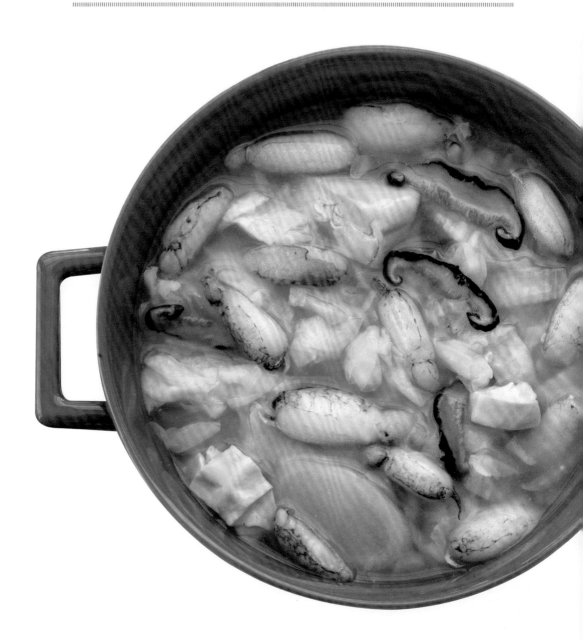

冬瓜蛤蜊汤

养颜美容、清热解毒、利尿、消水肿的保健汤品。

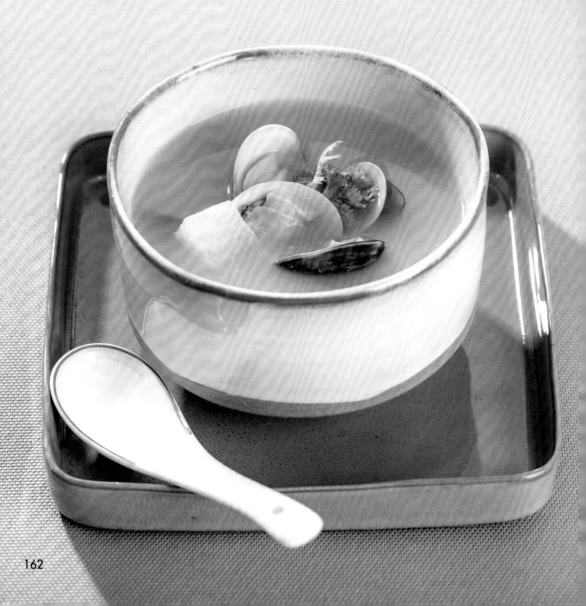

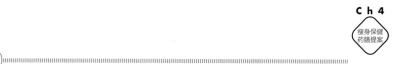

冬瓜以及蛤蜊热量较低，也都有滋养肠胃、促进排尿、清热解暑的作用，非常适合津液过剩体质者在湿热夏季期间饮用。加一点姜、大蒜不但能够给汤提味，同时也能中和冬瓜的寒性。

※ 材料

蛤蜊250g　　橄榄油1茶匙
冬瓜200g　　水800mL
姜10g　　香菜少许
大蒜2瓣

※ 调味料

盐1/2茶匙
米酒1茶匙

※ 做法

1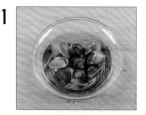

将蛤蜊浸泡于冷盐水（盐15g、水500mL）中，放于阴凉处静置约1小时至完全吐沙后洗净备用，浸泡过程中水若变得太浑浊，可以更换新的盐水继续浸泡。

2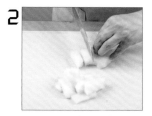

冬瓜洗净、削除外皮，挖除瓜瓤、子后切成容易食用的大小；姜洗净、擦干切成薄片；大蒜剥除外皮；香菜洗净、去头、择除黄叶沥干，切成小段备用。

3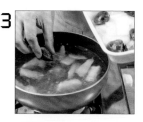

取一汤锅，倒入橄榄油、水、姜片、大蒜，盖上锅盖，以中火加热至水沸腾，加入冬瓜、蛤蜊转小火继续焖煮约30分钟。

4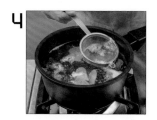

当蛤蜊的外壳打开时，可用汤勺慢慢撇去表面浮沫。

5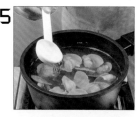

待冬瓜完全软化后加入盐、米酒调味，盖上锅盖，再焖煮10分钟。

6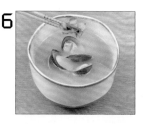

盛入碗中，撒入适量香菜即可享用。

黑豆三色丸子汤

喝热乎乎的黑豆汤，并享用筋道的丸子是冬季一大幸福。

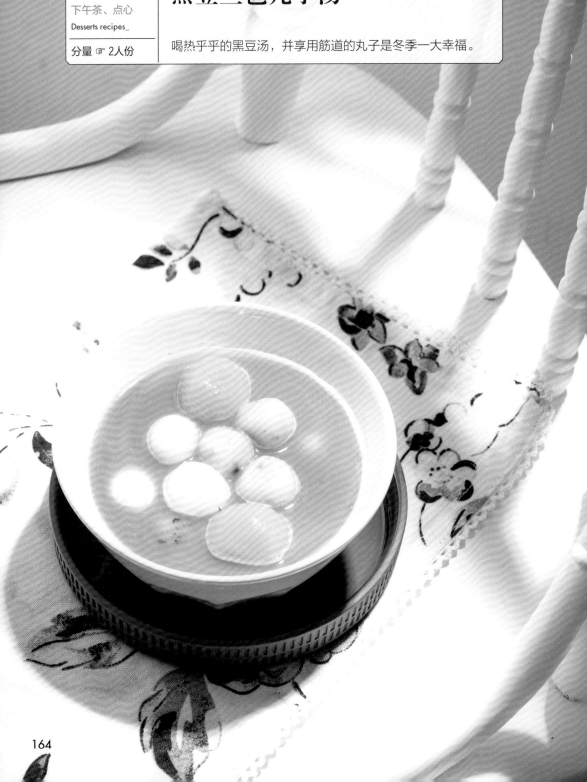

:::::::::: 推荐理由 ☕ ❯

黑豆的成分有助于提高人体免疫力、预防老化，还能补足元气、促进体内血液及水分的循环，适合因津液不足所致的虚寒不适症状；同时增进营养吸收与代谢，想减肥也能安心食用。

::::::::::

※ 材料

黑豆35g　　蒸熟栗子南瓜（去皮）20g

糯米粉90g　冷冻蔓越莓 20g

水40mL

※ 调味料

白砂糖50g

※ 做法

1

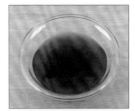

将黑豆仔细搓洗数次，在600mL冷水（分量外）中静置一晚。

2

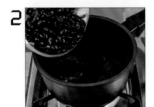

将浸泡好的黑豆和浸泡黑豆的水一起倒入锅中，盖上锅盖，大火烧开后，转小火焖煮约1小时到软化，再放入食物料理机中粗略打碎，倒回锅中，以中火加热5分钟，边加热边搅拌均匀备用。

3

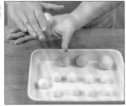

将糯米粉（取30g）、水（取20mL）放回调理盆，反复搓匀再揉成圆形的白丸子；将蒸熟栗子南瓜肉、糯米粉（取30g）放调理盆，反复搓匀再揉成圆形的黄色丸子；冷冻蔓越莓、糯米粉（取30g）、水（取20mL）放调理盆，反复搓匀再揉成圆形的红色丸子。

4

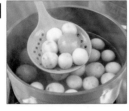

取一锅将水（分量外）煮滚，放入白、黄、红丸子，待三色丸子浮起后，捞出放冷水冷却沥干，再将三色丸子与黑豆汁一起盛入碗中，撒入白砂糖提味即可。

薏米玉米浆

健脾利湿的薏米及玉米，让体态更加轻盈。

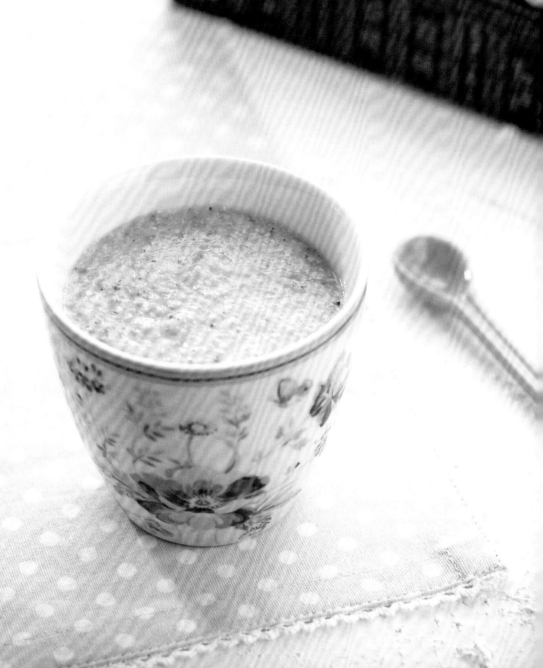

推荐理由

薏米和玉米皆有去湿、排毒的作用，丰富的膳食纤维也能抑制油脂吸收，所以此道饮品非常适合正在瘦身的人；薏米也有淡化肌肤黑斑、美白肌肤的效果，爱美的女性可以多加饮用。

※ 材料
薏米50g

水700mL

干玉米粒20g

陈皮5g

※ 做法

1
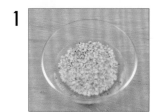
将薏米淘洗1~3次后，浸泡2倍的冷水（分量外）1小时后沥干。

2
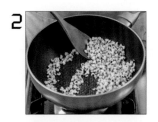
取一锅开小火加热，倒入薏米，干炒至颜色呈现浅灰色后取出。

3
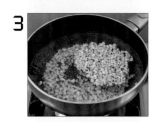
锅中倒入水、干炒过后的薏米以中火加热，待水沸腾后盖上锅盖，转小火继续焖煮30分钟。

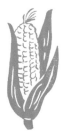

4
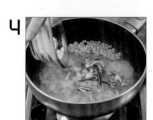
再将干玉米粒、陈皮加入锅中，继续焖煮10分钟，最后把锅内的材料用食物料理机或手持搅拌棒，打匀即可。

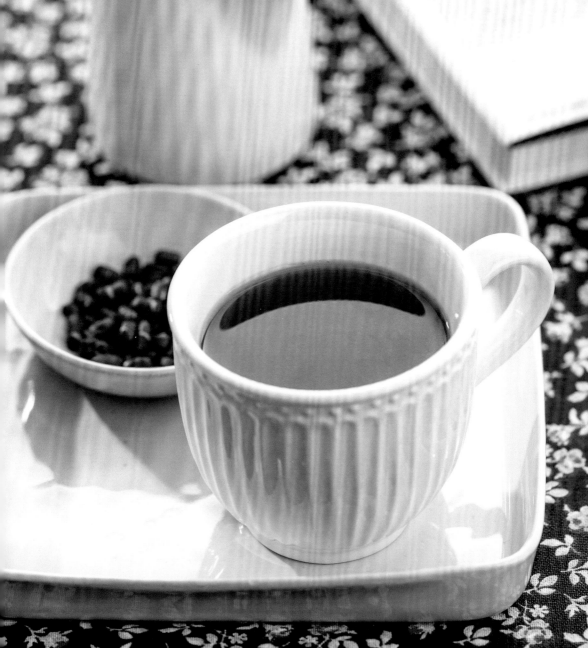

水滞

下午茶、点心

Desserts recipes_

分量 ☞ 2人份

健康无糖红豆水

告别水肿！一天一杯红豆水，重拾青春曼妙身材。

推荐理由

红豆的利尿、去湿作用强，丰富的皂苷除能养颜美容、帮助减肥外，还能增强脾脏功能，缓解消化不良或便秘等不适症状。不加任何糖分的红豆水，制作程序非常简单喔！

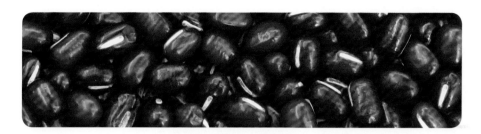

※ 材料

红豆70g

水800mL

※ 做法

1

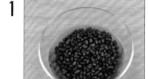

将红豆仔细搓洗数次，再浸泡2倍的冷水（分量外）静置一晚。

2

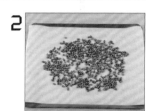

用滤网滤掉红豆水后，将红豆铺在烘焙纸上，放入预热至150℃的烤箱烘烤30分钟（若没有烤箱，可用平底锅以小火炒至香味飘出），放凉即可装入已经消毒过的密封罐中。

3

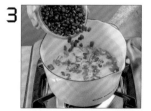

取一小锅倒入水煮滚，倒入烘烤或是炒过的红豆，盖上锅盖，转小火焖煮8分钟。

4

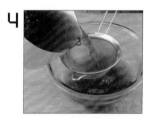

最后将红豆水过滤即可饮用。

薏米小黄瓜拌鲜虾

不但是具创意、操作简单的风味料理，薏米和小黄瓜还有助于脾脏内堆积的湿气排出。

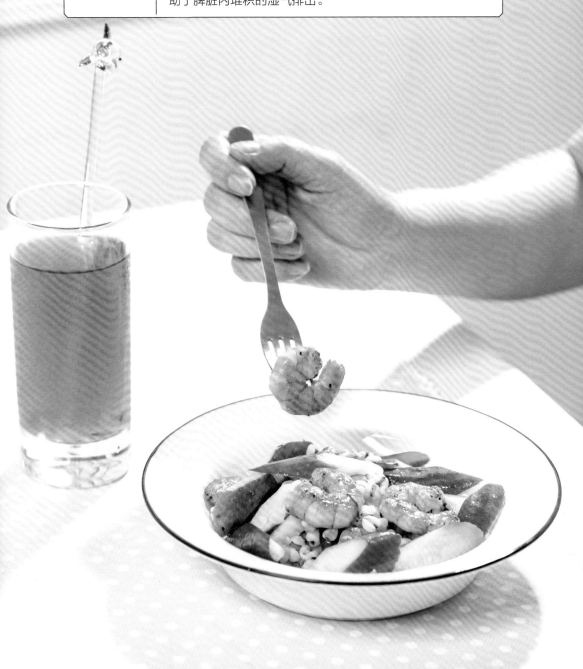

推荐理由

薏米属于利水渗湿类的食材，可把积滞于体内的湿气排出，进而缓解排尿不顺、水肿等症状。而白虾具有开胃、补肾的作用，能够促进食欲、缓解腰膝无力及疼痛感。

※ **材料**
白虾150g
薏米50g
水500mL
小黄瓜1根（120g）
橄榄油1汤匙

※ **腌料**
盐1/4茶匙
黑胡椒粉1/4茶匙
米酒1/2汤匙

※ **调味料**
盐1/4茶匙
白芝麻油1茶匙
味酥1汤匙

※ **做法**

1

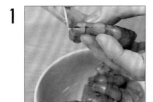

将白虾仔细洗净、沥干，剪虾头、须、剥掉虾壳，再用牙签将虾仁的肠泥挑出。

2

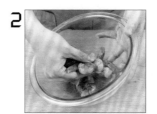

取一料理碗放入虾仁，再撒上盐、黑胡椒粉、米酒，用手抓捏均匀腌制备用。

3

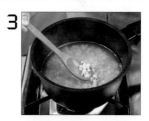

将薏米淘洗1~3次后，浸泡（分量外）1小时后沥干，取一小锅倒入水、薏米，盖上锅盖，用大火煮滚，转中火续煮15分钟捞起沥干备用。

4

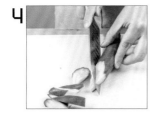

小黄瓜洗净、擦干，切成滚刀块，再用热水（分量外）氽烫30秒钟捞起，泡冰水后沥干备用。

5

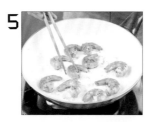

取一平底锅，倒入橄榄油以小火热锅，放入虾仁转中火约煎90秒钟变色、翻面续煎至熟。

6

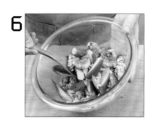

将煮软的薏米、小黄瓜块、虾仁放入调理碗，加入盐、白芝麻油、味酥均匀搅拌、调味即可。

图书在版编目（CIP）数据

食养药膳享瘦提案 / 唐怡婷著 . — 北京：中国轻工
业出版社，2021.1
ISBN 978-7-5184-2814-4

Ⅰ . ①食… Ⅱ . ①唐… Ⅲ . ①减肥—食物疗法 Ⅳ .
① R247.1

中国版本图书馆 CIP 数据核字（2019）第 277454 号

责任编辑：卢　晶　　责任终审：李建华　　整体设计：锋尚设计
策划编辑：卢　晶　　责任校对：晋　洁　　责任监印：张京华

出版发行：中国轻工业出版社（北京东长安街6号，邮编：100740）

印　　刷：北京博海升彩色印刷有限公司

经　　销：各地新华书店

版　　次：2021年1月第1版第1次印刷

开　　本：720×1000　1/16　印张：11

字　　数：250千字

书　　号：ISBN 978-7-5184-2814-4　定价：49.80元

邮购电话：010-65241695

发行电话：010-85119835　传真：85113293

网　　址：http://www.chlip.com.cn

Email：club@chlip.com.cn

如发现图书残缺请与我社邮购联系调换

191196S1X101ZYW